VIGILÂNCIA EM SAÚDE

Revisão técnica:

Márcia Otero Sanches
Graduada em Enfermagem
Especialista em Administração dos Serviços de Enfermagem
Mestre em Enfermagem
Doutora em Enfermagem

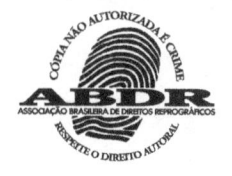

C837v Costa, Aline do Amaral Zils.
  Vigilância em saúde / Aline do Amaral
Zils Costa, Camila Braga de Oliveira Higa ; [revisão técnica:
Márcia Otero Sanches]. – Porto Alegre : SAGAH, 2018.

  ISBN 978-85-9502-782-4

  1. Enfermagem. 2. Vigilância sanitária. I. Higa, Camila Braga
de Oliveira. II. Título.

CDU 616.08

Catalogação na publicação: Karin Lorien Menoncin – CRB 10/2147

VIGILÂNCIA EM SAÚDE

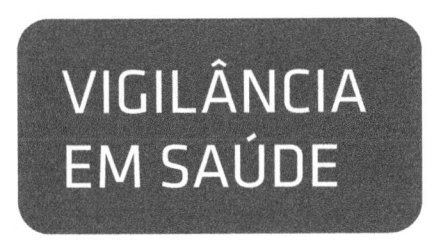

Aline do Amaral Zils Costa
Graduada em Enfermagem
Especialista em Gestão em Saúde da Família
Mestre em Enfermagem

Camila Braga de Oliveira Higa
Graduada em Enfermagem
Especialista em Enfermagem Cirúrgica
Especialista em Docência em Curso Técnico e Superior em Enfermagem
Mestre em Enfermagem

Porto Alegre,
2018

sagah+

© Grupo A Educação S.A., 2018

Gerente editorial: *Arysinha Affonso*

Colaboraram nesta edição:
Editora responsável: *Dieimi Deitos*
Assistente editorial: *Cecília Jabs Eger*
Preparação de original: *Bárbara Minto*
Capa: *Paola Manica | Brand&Book*
Editoração: *Ledur Serviços Editoriais Ltda*

> **Importante**
> Os *links* para *sites* da *web* fornecidos neste livro foram todos testados, e seu funcionamento foi comprovado no momento da publicação do material. No entanto, a rede é extremamente dinâmica; suas páginas estão constantemente mudando de local e conteúdo. Assim, os editores declaram não ter qualquer responsabilidade sobre qualidade, precisão ou integralidade das informações referidas em tais *links*.

Reservados todos os direitos de publicação ao GRUPO A EDUCAÇÃO S.A.
(Sagah é um selo editorial do GRUPO A EDUCAÇÃO S.A.)

Rua Ernesto Alves, 150 – Floresta
90220-190 Porto Alegre RS
Fone: (51) 3027-7000

SAC 0800 703-3444 – www.grupoa.com.br

É proibida a duplicação ou reprodução deste volume, no todo ou em parte, sob quaisquer formas ou por quaisquer meios (eletrônico, mecânico, gravação, fotocópia, distribuição na Web e outros), sem permissão expressa da Editora.

IMPRESSO NO BRASIL
PRINTED IN BRAZIL

APRESENTAÇÃO

A recente evolução das tecnologias digitais e a consolidação da internet modificaram tanto as relações na sociedade quanto as noções de espaço e tempo. Se antes levávamos dias ou até semanas para saber de acontecimentos e eventos distantes, hoje temos a informação de maneira quase instantânea. Essa realidade possibilita a ampliação do conhecimento. No entanto, é necessário pensar cada vez mais em formas de aproximar os estudantes de conteúdos relevantes e de qualidade. Assim, para atender às necessidades tanto dos alunos de graduação quanto das instituições de ensino, desenvolvemos livros que buscam essa aproximação por meio de uma linguagem dialógica e de uma abordagem didática e funcional, e que apresentam os principais conceitos dos temas propostos em cada capítulo de maneira simples e concisa.

Nestes livros, foram desenvolvidas seções de discussão para reflexão, de maneira a complementar o aprendizado do aluno, além de exemplos e dicas que facilitam o entendimento sobre o tema a ser estudado.

Ao iniciar um capítulo, você, leitor, será apresentado aos objetivos de aprendizagem e às habilidades a serem desenvolvidas no capítulo, seguidos da introdução e dos conceitos básicos para que você possa dar continuidade à leitura.

Ao longo do livro, você vai encontrar hipertextos que lhe auxiliarão no processo de compreensão do tema. Esses hipertextos estão classificados como:

Saiba mais

Traz dicas e informações extras sobre o assunto tratado na seção.

Fique atento

Alerta sobre alguma informação não explicitada no texto ou acrescenta dados sobre determinado assunto.

Exemplo

Mostra um exemplo sobre o tema estudado, para que você possa compreendê-lo de maneira mais eficaz.

Link

Indica, por meio de *links* e códigos QR*, informações complementares que você encontra na *web*.

https://sagah.maisaedu.com.br/

Todas essas facilidades vão contribuir para um ambiente de aprendizagem dinâmico e produtivo, conectando alunos e professores no processo do conhecimento.

Bons estudos!

---

* Atenção: para que seu celular leia os códigos, ele precisa estar equipado com câmera e com um aplicativo de leitura de códigos QR. Existem inúmeros aplicativos gratuitos para esse fim, disponíveis na Google Play, na App Store e em outras lojas de aplicativos. Certifique-se de que o seu celular atende a essas especificações antes de utilizar os códigos.

PREFÁCIO

Na área da saúde, a vigilância está historicamente relacionada aos conceitos de saúde e doença presentes em cada época e lugar, às práticas de atenção aos pacientes e aos mecanismos adotados para tentar impedir a disseminação de doenças.

Foi em meados dos anos 1950, que o conceito de vigilância é modificado, deixando de ser aplicado no sentido de observação sistemática de contatos de doentes, passando a ter um significado mais amplo, o de acompanhamento sistemático de eventos adversos à saúde, tendo o propósito de aprimorar as medidas de controle.

No Brasil, o processo de implantação dos distritos sanitários tinha como objetivo organizar os esforços para redefinir as práticas de saúde, tentando unir a epidemiologia, o planejamento e a organização dos serviços. A preocupação passar a ser sobre a possibilidade de reorganizar a prestação dos serviços, buscando a integração de programas especiais e a oferta organizada de serviços, com base na identificação das necessidades de saúde de determinada população.

Neste livro, você irá compreender as bases conceituais da vigilância em saúde no Brasil, irá entender como distinguir as modalidades da vigilância em saúde, bem como analisar o monitoramento e gestão dos principais programas de saúde.

SUMÁRIO

Unidade 1

Vigilância em saúde 13
Aline do Amaral Zils Costa
   Conceitos básicos de vigilância em saúde 13
   Ações de vigilância em saúde no Brasil 16
   Esferas de atuação da vigilância em saúde 18

Níveis de prevenção das doenças 29
Aline do Amaral Zils Costa
   Cuidado preventivo 29
   Níveis de prevenção 31
   Cuidados nos diferentes níveis de prevenção 34

Medidas de prevenção e controle de doenças 43
Aline do Amaral Zils Costa
   Prevenção e controle de doenças 43
   Riscos ambientais e tecnológicos à saúde humana 46
   Vigilância, prevenção, controle e erradicação de doenças 50

Unidade 2

Epidemiologia 57
Aline do Amaral Zils Costa
   Epidemiologia: conceito, objetivos e aplicação 57
   Processo saúde-doença 60
   Estudos epidemiológicos 62

Estrutura epidemiológica e causalidade 67
Aline do Amaral Zils Costa
   Unicausalidade e multicausalidade, prevalência e incidência 67
   Relação causa e efeito 70
   Multicausalidade e fator de risco 72

Vigilância epidemiológica 79
Aline do Amaral Zils Costa
   Vigilância epidemiológica: organização, finalidade e importância 79
   Doenças transmissíveis e não transmissíveis 83
   Estudos epidemiológicos e a prevenção de doenças 87

Unidade 3

Notificação e investigação epidemiológica 93
Aline do Amaral Zils Costa
   Doenças e agravos de notificação compulsória no Brasil 94
   A importância da notificação compulsória 97
   Procedimentos e condutas dentro do sistema de
      vigilância epidemiológica 100

Vigilância sanitária 107
Camila Braga de Oliveira Higa
   Evolução histórica da vigilância sanitária no Brasil 107
   Funções e objetivos da vigilância em saúde 111
   Vigilância sanitária: articulações com o estado, mercado
      e o consumo de bens e serviços 115

Instrumentos de ação da vigilância sanitária 123
Camila Braga de Oliveira Higa
   Ações de vigilância sanitária no Brasil 124
   O papel da Anvisa e o Notivisa 128
   Notificação compulsória de doenças 131

Unidade 4

Vigilância ambiental 139
Camila Braga de Oliveira Higa
   Vigilância ambiental: pressupostos básicos 140
   Análise dos fatores de risco não biológicos e sua interferência
      na saúde humana 143
   Importância da gestão ambiental e da sustentabilidade 146

Vigilância de zoonoses 153
Camila Braga de Oliveira Higa
   Zoonoses e sua relação com a saúde humana 153
   Alguns conceitos importantes na área de zoonoses 157
   Prevenção de zoonoses 160

Sistemas de informações em saúde 167
Camila Braga de Oliveira Higa
Sistemas de informação em saúde 167
Sistemas de informação em saúde: instrumento de apoio à gestão do SUS 170
Os sistemas de informações em saúde mais aplicados no Brasil:
Sinan, SIME, SIAB 174

Saúde do trabalhador 183
Camila Braga de Oliveira Higa
Pressupostos básicos da saúde do trabalhador 183
Saúde do trabalhador e a vigilância em saúde 187
Promoção da saúde do trabalhador 190

UNIDADE 1

Vigilância em saúde

Objetivos de aprendizagem

Ao final deste texto, você deve apresentar os seguintes aprendizados:

- Reconhecer conceitos básicos de vigilância em saúde.
- Descrever as ações pertinentes à vigilância em saúde no Brasil.
- Identificar as esferas de atuação das vigilâncias epidemiológica, ambiental, sanitária e da saúde do trabalhador.

Introdução

A vigilância em saúde está presente nos mais diversos aspectos da vida humana, seu objetivo é garantir as condições sanitárias adequadas, fiscalizando as propriedades dos produtos que trazem benefícios ou potenciais danos para a saúde.

Assim, atua na prevenção de doenças transmissíveis e na análise e acompanhamento da situação de saúde da população brasileira. Além disso, realiza o planejamento das ações em saúde, a identificação de fatores de risco e o controle de doenças crônicas não transmissíveis, também abrange as esferas de saúde ambiental e de saúde do trabalhador.

Neste capítulo, você vai entender os principais conceitos de vigilância em saúde, suas ações e esferas de atuação das vigilâncias epidemiológica, sanitária, ambiental e da saúde do trabalhador.

Conceitos básicos de vigilância em saúde

A vigilância, segundo o conceito de Rothman, Greenland e Lash (2011), se trata de um processo utilizado para coletar, gerenciar, analisar, interpretar e relatar informações. Ela deve atuar prontamente, quando problemas novos de saúde pública aparecem, garantindo uma resposta precoce e efetiva. A longo prazo, a vigilância é usada para identificar mudanças na natureza ou na extensão dos problemas em saúde e, também, para a efetividade das intervenções de saúde pública.

A epidemiologia é a ciência que acompanha a vigilância no monitoramento de tendências, na maioria das vezes, utilizando a taxa de ocorrência das doenças para a detecção de um aumento de eventos ou redução deles. Por exemplo, a efetividade do Programa Nacional de Vacinação de crianças para determinada doença é avaliada pela redução na sua taxa de incidência. Da mesma forma, tendências crescentes alertam as autoridades sanitárias para a revisão das intervenções e proposição de ações mais efetivas.

Considera-se que o conceito de vigilância em saúde trata de um processo contínuo e sistematizado para a coleta e análise de dados sobre as ocorrências de doenças, como também para a identificação de fatores de risco, o planejamento das ações para a promoção da saúde, a prevenção das doenças, o controle de riscos e a proteção da saúde da população. É observado, ainda, que a saúde é um estado complexo e multifatorial, com isso, a vigilância em saúde no Brasil é dividida, operacionalmente, em áreas distintas de atuação para o desenvolvimento de ações visando ao alcance de seus objetivos.

Veja a seguir a divisão operacional da vigilância em saúde no Brasil e suas definições:

- **Vigilância epidemiológica**: conjunto de ações realizadas para o conhecimento de fatores que influenciam a saúde individual ou coletiva, com o objetivo de prevenir e controlar doenças.
- **Vigilância sanitária:** conjunto de ações realizadas para eliminar, diminuir ou prevenir riscos à saúde, além de intervir nos problemas sanitários ligados ao meio ambiente, meios de produção e serviços relacionados à saúde.
- **Vigilância ambiental:** conjunto de ações realizadas para o conhecimento dos fatores ambientais que interferem na saúde humana, tendo como objetivo o controle dos riscos ambientais.
- **Saúde do trabalhador:** conjunto de atividades destinadas à promoção, proteção, recuperação e reabilitação da saúde dos trabalhadores expostos aos riscos e agravos causado pelas condições de trabalho.

> **Saiba mais**
>
> Existem algumas palavras que são, frequentemente, utilizadas na legislação e produções técnicas sobre a vigilância em saúde. Para padronizar a compreensão desses termos, a Portaria nº 104, de 25 de janeiro de 2011, traz algumas definições (BRASIL, 2011):
> - **Doença:** significa uma enfermidade ou estado clínico que representa um dano para a saúde dos seres humanos.
> - **Agravo:** qualquer dano à integridade física, mental e social dos indivíduos, provocado por circunstâncias nocivas, como acidentes, intoxicações, abuso de drogas e lesões autoinfligidas ou heteroinfligidas.
> - **Evento:** significa manifestação de doença ou uma ocorrência que apresente potencial para causar enfermidade.
> - **Emergência de saúde pública de importância nacional:** é um evento que apresenta risco de disseminação de doenças para mais de um estado, com priorização das doenças de notificação imediata e outros eventos de saúde pública que possam necessitar de resposta nacional imediata e, até mesmo, parcerias internacionais.

Na sequência, serão apresentados conceitos fundamentais para a compreensão da vigilância em saúde:

- **Determinantes e condicionantes da saúde:** são fatores de influenciam na saúde humana, como a alimentação, a moradia, o saneamento básico, o meio ambiente, o trabalho, a renda, a educação, o transporte, o lazer e o acesso aos bens e serviços essenciais (BRASIL, 1990).
- **Doença:** é um estado em que a pessoa vivencia diversos desconfortos, dores, sofrimentos, tanto físicos quanto emocionais ou sociais. Essa condição não é a mera presença de uma patologia, embora ela seja desencadeadora de enfermidades.
- **Saúde:** não é somente a ausência de doença. Ela também é um estado no qual o ser humano experimenta a sensação de bem-estar e plenitude.
- **Processo saúde-doença:** são processos dinâmicos e multifatoriais. É possível ter saúde mesmo sendo portador de uma patologia, e se pode estar doente sem ter nenhum processo patológico no organismo. O processo saúde-doença é a dinâmica da vida do ser humano, a influência que os determinantes e condicionantes da saúde exercem sobre a vida.

O processo saúde-doença é um dos conceitos-chave para os profissionais da enfermagem que buscam promover a saúde, também para que as pessoas possam alcançar uma boa qualidade de vida, mesmo quando as limitações fazem parte da realidade.

Ações de vigilância em saúde no Brasil

As intervenções públicas para a melhoria da situação sanitária no Brasil, implementadas no final do século XIX e início do século XX, foram influenciadas pelos interesses econômicos que necessitavam manter as cidades portuárias e a força de trabalho livres de doenças epidêmicas transmissíveis. Contudo, as ações foram fundamentadas em bases científicas, como também o modo de transmissão das doenças infecciosas e parasitárias, dessa maneira, surgiram as grandes campanhas sanitárias. À época, essas campanhas tiveram resultados positivos, pois os referidos tipos doenças eram os mais incidentes.

Porém, atualmente, com a mudança epidemiológica das enfermidades no Brasil, as ações da vigilância em saúde estão direcionadas para a saúde dos indivíduos e para grupos específicos. Como parte estruturante do Sistema Único de Saúde (SUS), as ações previstas englobam prevenção, promoção, proteção e recuperação da saúde humana, além de sua relação com o meio ambiente e com as relações de trabalho. A implementação dessas ações se dá pelos serviços de vigilância, em parceria com outros serviços do SUS, como por exemplo, as unidades básicas de saúde, os ambulatórios especializados, os centros de atenção psicossocial e atenção hospitalar.

As ações de vigilância em saúde, desenvolvidas no Brasil, por suas agências responsáveis, serão descritas a seguir (BRASIL, 2014).

Gestão da vigilância em saúde

- Análise da situação de saúde da população brasileira.
- Planejamento, programação, acompanhamento e avaliação das unidades de vigilância.
- Gestão dos sistemas de informação (alimentação do banco de dados de todo o território nacional).

Informação, educação e comunicação

- Divulgação das informações em saúde para a população.
- Atividades educativas sobre os riscos à saúde de produtos, serviços, questões ambientais e de trabalho.

Alerta e resposta a surtos e eventos

- Detecção, avaliação e resposta a surtos e eventos de saúde pública, visando a sua eliminação e controle.

Notificação de eventos

- Notificação da ocorrência de eventos (doenças, agravos, emergências de saúde pública, nascimentos e óbitos).

Investigação de eventos

- Investigação de eventos para evitar agravamento epidemiológico (casos de doenças transmissíveis, efeitos adversos de vacinação, situações de risco ambiental e relacionadas ao trabalho).

Busca ativa

- Identificação de casos novos de doenças transmissíveis e não transmissíveis por exposição aos riscos ambientais e de atividades de trabalho, busca por pessoas em abandono de tratamento, faltantes a agendamentos de serviços de saúde e contato com casos de doentes.

Interrupção na cadeia de transmissão

- Bloqueio da cadeia de transmissão de doenças (vacinação, tratamento ou quimioprofilaxia).

Controle de vetores, reservatórios e hospedeiros

- Redução ou eliminação de vetores, reservatórios e hospedeiros relacionados à transmissão de doenças.

Diagnóstico laboratorial de eventos de interesse em saúde pública

- Coleta e realização de procedimentos laboratoriais de material biológico e não biológico para o diagnóstico, isolamento e identificação da causa de eventos.

Vacinação

- Revisão e atualização anualmente do calendário básico de vacinação para crianças, adolescentes, adultos, idosos e gestantes.
- Vacinação de humanos e animais, de rotina e em campanhas.

> **Fique atento**
>
> O Brasil conta, desde 1973, com um Programa Nacional de Imunizações, que alcançou reconhecimento internacional e é um dos maiores do mundo. Anualmente, o governo divulga o calendário de vacinação. Use seu mecanismo de busca na *web* para encontrar as informações atualizadas.

Oferta de tratamento clínico e cirúrgico para doenças

- Oferta de tratamento clínico e cirúrgico aos portadores de doenças transmissíveis e crônicas não transmissíveis, como por exemplo Aids, hepatite C, tuberculose, câncer, diabetes, hipertensão arterial, asma, entre outras.

> **Exemplo**
>
> Uma criança em idade escolar diagnosticada com meningite bacteriana necessita de internação hospitalar e início do tratamento imediatamente, instalação de medidas de precaução adicionais respiratórias (isolamento) até 24 horas após o início da terapia adequada, notificação compulsória da doença, investigação do evento, busca ativa de todos os contatos da criança e administração de antibiótico profilático para os contatos definidos pela vigilância.

Esferas de atuação da vigilância em saúde

A vigilância em saúde atua nas três esferas de governo: federal, estadual e municipal. A gestão da vigilância, a publicação de normas e resoluções e o planejamento estratégico são realizados em âmbito nacional. Já a execução das ações é de responsabilidade dos municípios, juntamente com os estados.

A implementação, de fato, das atividades de vigilância é definida, a partir do entendimento de território como um espaço físico ondem vivem, trabalham ou transitam os seres humanos. Na relação entre os seres humanos e o seu território existe muitas variáveis que influenciam na saúde humana e que também podem causar danos. Assim, vigilância se ocupa em identificar os riscos e implementar as ações para eliminá-los ou reduzi-los ao máximo, sempre com o objetivo de garantir uma vida mais saudável à população. Alguns exemplos de território são: bairro, comunidade, fábrica, aeroporto, feira livre, entre outros.

A seguir você identificará atuações mais específicas de cada uma das vigilâncias.

Vigilância epidemiológica

Dentre uma das atribuições mais importantes da vigilância epidemiológica está a definição de normas e procedimentos técnicos que respaldam a execução de ações de saúde. Essas normas são atualizadas frequentemente por profissionais renomados da área, justamente para acompanhar o desenvolvimento tecnológico e as modificações nas enfermidades (GIOVANELLA, 2008). A prevenção e controle de doenças transmissíveis visam a eliminar a disseminação das doenças na população, por meio da imunização e outros tipos de intervenções.

A notificação de doenças e agravos é definida como a comunicação da sua ocorrência à autoridade sanitária, feita por profissionais de saúde ou qualquer cidadão para a realização de medidas de intervenção necessárias. A notificação compulsória é a principal fonte de dados dos sistemas de informação da vigilância epidemiológica. No Brasil, o Sistema de Informação de Agravos de Notificação (Sinan) é alimentado pela ficha de investigação, sendo registrados os dados do agravo individual ou de surtos. As notificações devem ser realizadas em todo o território nacional, estabelecimentos de saúde públicos e privados, quando há ocorrência de doenças ou agravos previstos na listagem nacional, que é atualizada periodicamente pelo Ministério da Saúde.

Segundo Giovanella (2008), a seleção das doenças de notificação compulsória, que constam na lista nacional, segue cinco critérios:

1. **Magnitude:** incidência ou prevalência das doenças (p. ex., dengue).
2. **Potencial de disseminação:** poder de transmissão do agente causador da doença (p. ex., meningite meningocócica).

3. **Transcendência:** taxa de letalidade, relevância social e econômica (p. ex., raiva humana).
4. **Vulnerabilidade:** instrumentos de prevenção e controle (p. ex., síndrome da rubéola congênita).
5. **Compromissos internacionais:** acordo internacional da Organização Mundial da Saúde para controle, eliminação e erradicação (p. ex., febre amarela).

> **Fique atento**
>
> A lista nacional de agravos de notificação compulsória é periodicamente atualizada pelo Ministério da Saúde brasileiro. Procure a informação mais recente usando seu mecanismo de busca na *web*.

Outros sistemas de informação, além do Sistema de Informação Nacional de Agravos de Notificação (Sinan), são fundamentais na construção de indicadores para a vigilância epidemiológica. São eles: o Sistema de Informação de Mortalidade (SIM), o Sistema de Informação de Nascidos Vivos (SINASC) e o Sistema de Informação Hospitalar (SIH) (GIOVANELLA, 2008).

A vigilância epidemiológica também atua no campo das Doenças e Agravos Crônicos Não Transmissíveis (DANT), que apresenta impacto crescente na qualidade de vida e adoecimento da população. Encontram-se nesse grupo de doenças e agravos: doenças cardiovasculares, diabetes, câncer, doenças respiratórias crônicas, doenças neuropsiquiátricas, acidente de trânsito e violências.

Vigilância sanitária

A vida dos seres humanos é cercada por diversos produtos e serviços que influenciam na sua saúde. Nas atividades diárias, são consumidos diversos itens, como por exemplo, na ação de tomar banho (sabonete, shampoo, condicionador, hidratante, perfume, desodorante etc.), e em prestações de serviços, como ir ao dentista (resinas, flúor, algodão, luva de látex, máscara descartável etc.). Muitas vezes, você nem percebe o quanto a vigilância sanitária está inserida no cotidiano.

Dessa maneira, no Brasil, o Sistema Nacional de Vigilância Sanitária (SNVS) tem como atribuição identificar, avaliar, gerenciar e comunicar os riscos à saúde. Suas ações devem ser realizadas a tempo de impedir a ocorrência de doença ou agravo. Logo, a vigilância sanitária faz parte da SNVS, um subsistema do SUS, e como em qualquer outro campo da saúde coletiva, os problemas sobre os quais a vigilância se ocupa são complexos. Por lidar com objetos múltiplos, múltiplas também têm de ser as intervenções, que devem ser de caráter intersetorial e multidisciplinar.

> **Saiba mais**
>
> **Tragédias evitáveis**
> - 1996 — 102 idosos morreram na clínica geriátrica Santa Genoveva, na cidade do Rio de Janeiro, devido à falta de higiene e a outras irregularidades.
> - 1996 — 47 pacientes morreram e outros 120 foram contaminados no instituto de doenças renais de Caruaru, devido à utilização de água imprópria para hemodiálise.
> - 1998 — 14 mulheres ficaram grávidas, mesmo fazendo uso do anticoncepcional *Microvlar*. Ao se analisar o produto consumido, foi constatada a ausência do princípio ativo do remédio. O evento ficou conhecido como *pílula de farinha*.
>
> A intensa mobilização social com essas tragédias e a ampla cobertura pela imprensa pressionaram o governo a criar a Agência Nacional de Vigilância Sanitária (Anvisa), em 1999, na Lei nº 9.782 (BRASIL, 1999).

Áreas prioritárias de atuação da Anvisa:

- **Bens de saúde:** medicamentos, alimentos, vacinas, saneantes, cosméticos etc.
- **Serviços de saúde:** hospitais, clínicas, ambulatórios, serviços especializados (hemodiálise, oncologia, endoscopia) e serviços diagnósticos (radiologia, laboratório de análises clínicas e patológicas).
- **Serviços de interesse da saúde:** creches, clubes, estúdios de tatuagem, cemitérios, portos, aeroportos e fronteiras.

A vigilância sanitária concede licenças para estabelecimentos, edita normas para a fabricação, comercialização e consumo de produtos, alimentos, materiais e equipamentos médicos, bem como aprova o registro desses produtos, como seguros de saúde. Também realiza vistorias e inspeções sanitárias periódicas na indústria e nos serviços de saúde. Atua de forma preventiva e educativa, intervém em problemas sanitários e aplica as penalidades previstas na lei para o descumprimento de normas sanitárias (GIOVANELLA, 2008).

> **Fique atento**
>
> O Ministério da Agricultura, Pecuária e Abastecimento (MAPA) é responsável pela inspeção dos alimentos de origem animal (carne, leite, ovos, mel, pescados e derivados), bebidas em geral (não alcoólicas, alcoólicas e fermentadas) e vegetais *in natura*.
> Contudo, cabe à Anvisa a fiscalização de todos os produtos no mercado. Logo, mesmo os alimentos que são de responsabilidade do MAPA, quando estão sendo comercializados, passam a ser responsabilidade também da vigilância sanitária.

Vigilância ambiental

A vigilância ambiental trabalha na identificação de fatores determinantes e condicionantes do meio ambiente que interferem na saúde humana. As atividades desenvolvidas têm o objetivo de identificar as medidas de prevenção e controle dos fatores de risco ambientais relacionados às doenças e agravos.

Sobre os principais objetivos da vigilância ambiental em saúde são destaques os seguintes: produzir e interpretar informações para o planejamento e execução de ações relativas à promoção da saúde e de prevenção e controle de doenças relacionadas ao meio ambiente; estabelecer os principais parâmetros, procedimentos e ações relacionadas à vigilância ambiental; identificar os riscos e divulgar as informações sobre esses fatores ambientais condicionantes e determinantes de enfermidades; intervir para eliminar os principais fatores ambientais de riscos à saúde humana; conhecer e estimular a interação entre saúde, meio ambiente e desenvolvimento, visando ao fortalecimento da participação da população na promoção da saúde e qualidade de vida.

Para o alcance dos objetivos citados, a vigilância ambiental desenvolve alguns programas estratégicos, dentre eles destacam-se:

- **Vigilância da qualidade da água para consumo humano (Vigiagua):** conjunto de ações desenvolvidas para garantir à população o acesso à água em quantidade suficiente e de qualidade compatível com o padrão de potabilidade estabelecido na legislação. Esse programa é

fundamental nas ações de promoção da saúde e prevenção dos agravos transmitidos pela água.
- **Vigilância em saúde de populações expostas à poluição atmosférica (Vigiar):** tem atuação prioritária nas regiões onde existam diferentes atividades de natureza econômica ou social que gerem poluição atmosférica, caracterizando-se como um fator de risco para a saúde das populações expostas.
- **Vigilância em saúde de populações expostas a contaminantes químicos (Vigipeq):** desenvolve ações de vigilância em saúde de forma a adotar medidas de promoção, prevenção contra doenças e agravos e de atenção integral à saúde das populações expostas a contaminantes químicos que interferem na saúde humana.
- **Vigilância em saúde ambiental dos riscos aos desastres (Vigidesastre):** tem como objetivo desenvolver um conjunto de ações a serem adotadas pelo poder público para reduzir o risco de exposição da população e dos profissionais de saúde, diminuir doenças e agravos decorrentes deles, bem como os danos à infraestrutura de saúde.
- **Vigilância em saúde ambiental associada aos fatores físicos (exposição a radiações ionizantes e não ionizantes) (Vigifis):** atua na condição da exposição humana à radioatividade natural elevada, resultado das demandas crescentes vindas da população e de profissionais da área de saúde, em regiões conhecidas como de alta concentração de minérios radioativos. Age, também, na preparação, prevenção e resposta do setor da saúde em casos de emergências radiológicas e nucleares, como também na vigilância da população exposta às radiações não ionizantes, sobretudo os grupos mais vulneráveis a esse tipo de radiação.

Saúde do trabalhador

A vigilância em saúde do trabalhador intervém na promoção da saúde e na redução da morbimortalidade dos trabalhadores, além de integrar ações de intervenção em doenças e agravos decorrentes do trabalho. A especificidade da sua esfera de atuação é o ambiente e processos de trabalho.

Dentre os seus principais objetivos estão a caracterização do território, perfil social, econômico e ambiental dos trabalhadores; intervir nos fatores determinantes dos riscos e agravos para eliminar ou diminuí-los; avaliar o impacto das intervenções para subsidiar o planejamento do SUS e órgãos competentes nas três esferas de governo.

As políticas de saúde do trabalhador envolvem atribuições e competências de diversos setores, como a economia, a indústria e comércio, a agricultura, a ciência e tecnologia, o trabalho, a previdência social, o meio ambiente, a educação e a justiça. A vigilância em saúde do trabalhador, por meio de sua atuação sistemática e organizada, deve resultar na garantia de condições de trabalho dignas, seguras e saudáveis para todos os trabalhadores.

Os determinantes e condicionantes da saúde do trabalhador compreendem aspectos sociais, econômicos, tecnológicos e organizacionais responsáveis pelas condições de vida e fatores de risco ocupacionais (físicos, químicos, biológicos, mecânicos e aqueles decorrentes da organização laboral) presentes nos processos de trabalho. O reconhecimento do papel do trabalho na determinação e evolução do processo saúde-doença dos trabalhadores tem implicações éticas, técnicas e legais que se refletem sobre a organização e o desenvolvimento de ações de saúde para essa população.

As doenças, segundo a sua relação com o trabalho, estão classificadas em três grupos:

- **Grupo I:** doenças em que o trabalho é causa necessária, tipificadas pelas doenças profissionais e pelas intoxicações agudas de origem ocupacional.
    Exemplos: intoxicações por chumbo, silicose e doenças profissionais legalmente reconhecidas.
- **Grupo II:** doenças em que o trabalho pode ser um fator de risco contributivo, mas não necessário, demonstradas por doenças comuns, frequentes ou mais precoces em determinados grupos ocupacionais.
    Exemplos: doença coronariana, doenças do aparelho locomotor, câncer e varizes em membros inferiores.
- **Grupo III:** doenças em que o trabalho é provocador de um distúrbio latente, ou agravador de doença já estabelecida ou preexistente, regularmente doenças alérgicas de pele ou respiratórias, além de distúrbios mentais em determinados grupos ocupacionais ou profissões.
    Exemplos: bronquite crônica, dermatite de contato alérgica, asma, doenças mentais.

Fique atento

A síndrome de *burnout* é caracterizada pelo ponto máximo de estresse profissional. Pode ocorrer em qualquer profissão, porém, é mais frequente em ocupações que tem como objeto as relações interpessoais, como profissionais da saúde, professores, jornalistas, entre outras.

O termo *burnout* tem origem na língua inglesa, significando um intenso desgaste emocional e físico. Os profissionais com essa síndrome apresentam sintomas como distúrbios do sono, dores musculares, fadiga, dor de cabeça, irritabilidade, alterações do humor e de memória. Como consequência, pode levar a pessoa ao alcoolismo, uso e abuso de drogas e até mesmo ao suicídio.

Exercícios

1. Considerando os conceitos básicos da vigilância em saúde, assinale a alternativa que apresenta corretamente a justificativa de sua divisão operacional:
   a) A divisão operacional se dá pelo fato de que cada uma das vigilâncias desenvolve ações com objetivos distintos.
   b) As vigilâncias têm o mesmo objetivo, e a divisão operacional viabiliza que cada órgão competente desenvolva ações direcionadas a um público-alvo ou cenário específico.
   c) Por se tratar de órgãos públicos, a divisão operacional ocorre para que seja efetivado o repasse financeiro para cada esfera de poder.
   d) Embora exista a divisão operacional, na prática, todas desenvolvem as mesmas ações de vigilância.
   e) A divisão operacional ocorre devido ao princípio de descentralização do Sistema Único de Saúde (SUS).

2. A vigilância ambiental atua na identificação de fatores determinantes e condicionantes do meio ambiente que interferem na saúde humana. Com relação a atuação, é possível afirmar que:
   a) desenvolve ações para a avaliação da qualidade do solo, especialmente, em relação ao uso de agrotóxicos.
   b) o programa de vigilância da qualidade do ar atua nos grandes centros urbanos, avaliando os riscos para a saúde devido à poluição atmosférica.
   c) o programa de vigilância da qualidade da água para consumo humano é uma das ações desenvolvidas com maior impacto para a saúde humana.

d) desenvolve ações para a vigilância da qualidade da água, ar, solo e desastres ambientais.
e) planeja as intervenções ambientais de acordo com os resultados de ocorrência das doenças de notificação compulsória.

3. A lista nacional de doenças e agravos de notificação compulsória foi criada em 1976, pelo Decreto nº 314 e, desde então, vem sendo constantemente atualizada. É correto afirmar que:
a) a lista nacional é composta pelas doenças transmissíveis de importância para a saúde pública e que requerem investigação.
b) a lista nacional alimenta o banco de dados do Sistema de Informação de Agravos de Notificação (Sinan).
c) a lista nacional de doenças é a fonte de dados para a vigilância epidemiológica.
d) a lista nacional de doenças é única para todo o território nacional, estando impedidos os estado e municípios de acrescentarem doenças e agravos.
e) a lista nacional é composta pelas doenças, agravos e eventos de saúde pública que requerem investigação devido à sua relevância.

4. A busca ativa é uma ação de extrema importância dentre as atividades da vigilância epidemiológica. Assinale a alternativa que corresponde a uma afirmação correta sobre a busca ativa:
a) Abrange as ações de localização dos contatos de pessoas com doenças infectocontagiosas.
b) É uma atividade realizada para confirmar casos suspeitos de doenças e agravos sob investigação.
c) É uma atividade desenvolvida por profissionais comprometidos com a melhoria da situação de saúde da população, que está sob sua responsabilidade em determinado território de abrangência.
d) Trata-se de uma importante atividade da vigilância sanitária, pois se refere à busca de pessoas que representam risco de disseminação de doenças.
e) É caracterizada pela realização de contato telefônico com os pacientes cadastrados em um determinado serviço de saúde.

5. A vigilância em saúde do trabalhador atua na promoção da saúde, na redução da morbimortalidade dos trabalhadores e integra ações de intervenção nas doenças e agravos decorrentes do trabalho. Considere as afirmações sobre as doenças decorrentes do trabalho e assinale a alternativa correta.
a) As doenças decorrentes do trabalho são aquelas que a sua causa está diretamente ligada ao ambiente de trabalho.
b) A hipertensão e demais doenças cardiovasculares são as mais prevalentes causadas pelas atividades profissionais.
c) As doenças psiquiátricas apresentadas por trabalhadores, frequentemente, estão relacionadas às experiências

prévias e não tem relação com o trabalho.
d) As doenças decorrentes do trabalho são aquelas cujo trabalho é a causa ou representa um fator de risco para o desenvolvimento da doença.
e) A medicina do trabalho é o setor responsável pelo tratamento das doenças causadas pelos acidentes de trabalho.

Referências

BRASIL. *Lei n° 8.080, de 19 de setembro de 1990*. Dispõe sobre as condições para promoção, proteção e recuperação da saúde, a organização e o funcionamento dos serviços correspondentes e dá outras providências. Brasília, DF, 1990. Disponível em: <http://www2.camara.leg.br/legin/fed/lei/1990/lei-8080-19-setembro-1990-365093-norma-atualizada-pl.pdf>. Acesso em: 30 set. 2018.

BRASIL. *Lei n° 9.782, de 26 de janeiro de 1999*. Define o Sistema Nacional de Vigilância Sanitária, cria a Agência Nacional de Vigilância Sanitária, e dá outras providências. Brasília, DF, 1999. Disponível em: <http://www.planalto.gov.br/ccivil_03/Leis/L9782.htm>. Acesso em: 30 set. 2018.

BRASIL. Ministério da Saúde. *As ações de vigilância em saúde no território*. Oficina Nacional de planejamento no âmbito do SUS, 5 nov. 2014. Disponível em: <http://portalarquivos2.saude.gov.br/images/pdf/2014/novembro/14/acoes.pdf>. Acesso em 30 set. 2018.

BRASIL. Ministério da Saúde. *Portaria n° 104, de 25 de janeiro de 2011*. Define as terminologias adotadas em legislação nacional, conforme o disposto no Regulamento Sanitário Internacional 2005 (RSI 2005), a relação de doenças, agravos e eventos em saúde pública de notificação compulsória em todo o território nacional e estabelece fluxo, critérios, responsabilidades e atribuições aos profissionais e serviços de saúde. Brasília, DF, 2011. Disponível em: <http://bvsms.saude.gov.br/bvs/saudelegis/gm/2011/prt0104_25_01_2011.html>. Acesso em: 30 set. 2018.

GIOVANELLA, L. (Org.). *Políticas e sistemas de saúde no Brasil*. Rio de Janeiro: Fiocruz, 2008.

ROTHMAN, K. J.; GREENLAND, S.; LASH, T. L. *Epidemiologia moderna*. 3. ed. Porto Alegre: Artmed, 2011.

Leituras recomendadas

DIAS, E. C (Org.). *Doenças relacionadas ao trabalho*: manual de procedimentos para os serviços de saúde. Brasília, DF: Ministério da Saúde, 2001.

DUNCAN, B. B. et al. *Medicina ambulatorial:* condutas clínicas em atenção primária. 4. ed. Porto Alegre: Artmed, 2013.

FLETCHER, R. H.; FLETCHER, S. W.; FLETCHER, G. S. *Epidemiologia clínica:* elementos essenciais. 5. ed. Porto Alegre: Artmed, 2014.

Níveis de prevenção das doenças

Objetivos de aprendizagem

Ao final deste texto, você deve apresentar os seguintes aprendizados:

- Explicar cuidado preventivo.
- Identificar os níveis de prevenção.
- Distinguir os cuidados nos diferentes níveis de prevenção.

Introdução

A busca pela saúde é um tema presente na sociedade desde os tempos mais remotos. O ser humano investe sua energia e esforço para compreender e intervir nos processos que causam adoecimento, sofrimento e dor. Nesse contexto, surge a prevenção, uma ação antecipada para impedir o aparecimento e progressão de doenças. Com o avanço do conhecimento das causas das patologias, foram sendo geradas diversas medidas de proteção à saúde e combate às doenças, considerando os seus fatores e determinantes.

Neste capítulo, você vai compreender o que é cuidado preventivo, identificar os níveis de prevenção e os cuidados referentes a cada nível de prevenção.

Cuidado preventivo

Segundo a OMS (ORGANIZAÇÃO MUNDIAL DA SAÚDE, 2016, documento on-line), a saúde é "[...] um estado de completo bem-estar físico, mental e social e não meramente a ausência da doença ou enfermidade". Infelizmente, para a maioria das pessoas, isso significa um ideal praticamente impossível.

> **Exemplo**
>
> O desemprego é um exemplo de situação, que não é uma doença, porém causa um efeito devastador na saúde. A pessoa que o vivencia pode diminuir o sentimento de valor à própria vida. Assim, o desemprego está associado a altas taxas de enfermidades e elevação das taxas de mortalidade.

A **medicina preventiva** está dividida em quatro categorias (FREEMAN, 2018):

1. Prevenção primária: aumentar a capacidade da pessoa se manter livre de doenças.
2. Prevenção secundária: detectar precocemente doenças e iniciar o tratamento adequado para evitar complicações.
3. Prevenção terciária: tratar doenças já instaladas para minimizar as incapacidades causadas pela doença.
4. Prevenção quaternária: reabilitar pessoas doentes com sequelas ou incapacidades.

Esses são os cuidados preventivos recomendados para serem realizados por meio de ações individuais, coletivas e comunitárias. As ações devem incluir determinantes da saúde como: água potável, alimentação, saneamento, recolhimento do lixo, prevenção de acidentes, proteção infantil e garantia de acesso aos serviços de saúde, superando um olhar normalmente direcionado somente para as doenças infecciosas e não infecciosas.

Segundo Tesser (2017), a medicina preventiva possui três características:

1. Tem o seu foco no indivíduo e na família.
2. Realiza-se na prática diária dos médicos.
3. Representa uma grande transformação na prática médica, pois está baseada no desenvolvimento de uma nova atitude.

> **Fique atento**
>
> A classe social é um dos fatores mais fortes de saúde e de doença. A renda e a classe social mais baixas estão associadas aos piores níveis de saúde. Provavelmente, essa associação se dê pela condição social envolver diversos determinantes de saúde (nutrição, moradia, educação, satisfação com o trabalho, controle sobre a própria vida e atitudes de prevenção).

Outro conceito, também importante, é a chamada prevenção primordial ou prevenção de fatores de risco, mais conhecida como **promoção da saúde**, que envolve ações de educação em saúde e ações estruturais por meio de políticas públicas para melhorar as condições de vida da população.

A educação para a saúde consiste no fornecimento de informações, conselhos e treinamentos para atividades que possam promover a saúde. Como exemplo, cursos de gestantes, grupos de planejamento familiar, rodas de conversa sobre prevenção de acidentes ou prevenção de quedas para idosos. A educação para a saúde é desenvolvida pelos diversos profissionais da saúde e suas ações envolvem a efetiva promoção da saúde, perpassando todos os níveis de prevenção.

Alguns estudos apontaram que os padrões de comportamento humano ou hábitos de vida contribuíram para até 40% de morte prematura. Esse dado alerta para a importância da abordagem preventiva ter o propósito de incentivar e conscientizar as pessoas a fazerem as mudanças necessárias no estilo de vida com o objetivo de alcançar uma melhora na qualidade de vida e saúde.

Níveis de prevenção

Na década de 1970, os pesquisadores Leavell e Clark publicaram uma organização a respeito de intervenção no processo saúde-doença, sistematizando a promoção, prevenção, cura e reabilitação dentro de um modelo que chamaram de história natural da doença. Esta história engloba dois períodos: **pré-patogênese** e **patogênese**, sendo o modelo construído a partir de três fatores principais em interação, o agente etiológico, o hospedeiro e o meio ambiente.

No período de pré-patogênese, as manifestações clínicas da doença ainda não estão presentes, mas as condições para o seu aparecimento existem no ambiente ou no organismo da pessoa. Como por exemplo, um trabalhador do campo que utiliza agrotóxicos. Se ele utilizar os produtos sem a devida proteção, ao longo do tempo, poderá desenvolver enfermidades relacionadas a essa exposição. Assim, nesta fase, busca-se o trabalhador que ainda não está doente para a implantação das medidas de prevenção necessárias.

Na etapa de patogênese, a interação entre os fatores patogênicos, infecciosos ou de outra natureza leva a transformações fisiológicas e à manifestação de sinais e sintomas de doenças. Utilizando o mesmo exemplo, o período de patogênese é aquele em que o trabalhador já apresenta os sintomas de doenças relacionadas à exposição ao agrotóxico (doença neurológica, respiratória, dermatológica, entre outras).

Dessa forma, as políticas públicas de saúde devem prever ações em todos os momentos da história natural da doença. Para a sistematização dessas ações, os mesmos autores estruturaram as ações de prevenção em três níveis hierárquicos. Veja o Quadro 1 que apresenta o modelo previsto por Leavell e Clark:

Quadro 1. Níveis de aplicação de medidas preventivas

Momento da história natural da doença	Nível de prevenção	Descrição	Exemplo
Pré-patogênese	Prevenção primária	Medidas de saúde que evitem o aparecimento da doença. Envolvem ações de promoção da saúde e proteção específica.	Orientações sobre alimentação saudável, prática de atividade física e imunização.
Patogênese	Prevenção secundária	Diagnóstico precoce das doenças, tratamento imediato. A doença pode ser assintomática ainda neste período.	Dieta para controlar o diabetes e impedir sua progressão.

(Continua)

(Continuação)

Quadro 1. Níveis de aplicação de medidas preventivas

Momento da história natural da doença	Nível de prevenção	Descrição	Exemplo
Patogênese	Prevenção terciária	Neste período, a doença já se instalou e causou danos. As ações previnem a incapacidade total e visam à recuperação física e psicossocial.	Tratamento fisioterápico após a doença que causou a incapacidade física.

Fonte: Adaptado de Giovanella (2008).

Esse modelo foi o mais relevante e que trouxe maior impacto nas tomadas de decisão e planejamentos em saúde, permanecendo até o momento como um modelo de prevenção clássico. Embora, existam algumas críticas devido ao modelo ser organizado de forma cronológica, linear e técnica, visando a prevenir eventos mórbidos futuros com ações no presente, baseado no saber médico-científico. Tal crítica surgiu a partir das mudanças no perfil de adoecimento das populações, hábitos de vida e tecnologias desenvolvidas.

Recentemente surgiram alguns autores, entre eles a pesquisadora Barbara Satrfield. Eles propuseram um novo nível de prevenção acrescido aos três níveis do modelo de Leavell e Clark: **a prevenção quaternária**. Ela consiste na identificação de pessoas em risco de medicalização excessiva e sua proteção contra novas intervenções desnecessárias, evitando danos *iatrogênicos*. A *iatrogenia* se traduz como doenças ou danos causados por tratamentos ou intervenções médicas.

Segundo Tesser (2017), a prevenção quaternária induz à avaliação e a uma reação crítica feita pelos médicos, demais profissionais e gestores dos sistemas de saúde sobre si mesmos e sua atividade, gerando questionamento de seus limites técnicos, éticos e o reconhecimento das influências sobre as decisões e condutas preventivas. Logo, os tratamentos e intervenções têm fundamentação científica, não se baseando em pressões econômicas, sociais ou tecnológicas.

Veja no Quadro 2 a representação da prevenção quaternária inserida nos níveis de prevenção:

Quadro 2. Tipos de ações preventivas

		Sem doença	Com doença
Pessoa	Sente-se bem	**Prevenção primária** Ação para evitar ou remover um problema de saúde de um indivíduo ou população antes do seu surgimento.	**Prevenção secundária** Ação para detectar em estágio inicial um problema de saúde de um indivíduo ou população para facilitar a sua cura ou reduzir/prevenir sua disseminação.
	Sente-se mal	**Prevenção quaternária** Ação para identificar um indivíduo ou população que está sob risco de medicalização excessiva, protegendo-os de intervenções e procedimentos desnecessários.	**Prevenção terciária** Ação para reduzir os efeitos crônicos de um problema de saúde em um indivíduo ou população ao minimizar os prejuízos funcionais consequentes de um problema agudo ou crônico de saúde, incluindo a reabilitação.

Fonte: Adaptado de Tesser (2017).

A prevenção quaternária induz à produção, sistematização e multiplicação de conhecimentos críticos, rigorosos critérios técnicos e cuidadosas exigências éticas para orientar as ações preventivas profissionais e institucionais. Esse nível tem o objetivo de evitar a medicalização excessiva da prevenção e reduzir seus danos, mesmo que vários não sejam percebidos pelos usuários e profissionais.

Cuidados nos diferentes níveis de prevenção

Você já conheceu os conceitos básicos sobre os cuidados preventivos e os níveis de prevenção: primária, secundária, terciária e quaternária. A seguir, serão apresentados os cuidados nos diferentes níveis de prevenção, considerando o contexto do Sistema Único de Saúde (SUS) no Brasil.

Prevenção primária

Os cuidados na prevenção primária são aqueles realizados quando o estado de adoecimento ainda não está presente, porém, os fatores de risco são reais. No Brasil, o **Programa Nacional de Imunizações (PNI) é um exemplo bem-sucedido de prevenção primária**, pois são atribuídas à vacinação a erradicação da varíola e da poliomielite, além da redução da taxa de mortalidade decorrente de sarampo, rubéola, tétano, difteria e coqueluche.

O PNI define os calendários de vacinação de acordo com a situação epidemiológica, riscos e vulnerabilidades dos seguintes públicos alvo: crianças, adolescentes, adultos, gestantes, idosos e povos indígenas. Anualmente, cerca de 300 milhões de doses de vacinas e imunoglobulinas são distribuídas para os serviços de saúde em todo o território nacional.

Além da imunização para a prevenção de doenças específicas, a prevenção primária também atua na orientação e educação dos indivíduos e populações sobre como se manter saudável. Cada profissional e instituição desenvolve atividades com metodologias adequadas (grupos, palestras, oficinas, roda de conversa, jogos etc.) e sobre os assuntos mais relevantes para a população atendida. Cabe aos serviços de saúde realizarem o diagnóstico dos problemas mais importantes para instruir e evitar o desenvolvimento de novos casos.

São exemplos de assuntos relevantes para a educação em saúde visando à prevenção:

- alimentação saudável;
- prática de atividades físicas;
- cessação do tabagismo;
- prevenção do abuso de álcool;
- prevenção de quedas para idosos;
- prevenção de injúrias à criança;
- cuidados com o recém-nascido, entre outros.

Prevenção secundária

A prevenção secundária busca implementar ações para a detecção precoce de doenças, e iniciar o tratamento o mais rápido possível para reduzir as complicações ou o agravamento do quadro clínico. Dentro desse contexto, no Brasil, é preconizado o **rastreamento de doenças específicas**.

Quando uma pessoa apresenta sinais e sintomas de uma doença, e um teste diagnóstico é realizado, isso não representa um rastreamento. Porque, no rastreamento, os exames ou testes são aplicados em pessoas sadias, o que implica em benefícios relevantes frente aos riscos e danos previsíveis e imprevisíveis do procedimento. Um resultado de exame positivo não implica fechar um diagnóstico, pois, geralmente, são exames que selecionam as pessoas com maior probabilidade de apresentar uma doença. Outro teste confirmatório é sempre necessário depois de um rastreamento positivo. Por exemplo, uma mamografia sugestiva de neoplasia deve ser seguida de uma biópsia e confirmação diagnóstica (BRASIL, 2010).

O Ministério da Saúde publicou, no ano de 2010, o caderno de atenção primária sobre rastreamento de doenças. O caderno traz as recomendações mais importantes para a prática clínica relacionadas à avaliação de risco, rastreamento e ao diagnóstico precoce. A publicação está dividia, didaticamente, em recomendações para adultos, incluindo homens, mulheres e idosos, orientações para crianças e sugestões relativas aos cânceres. Veja a seguir cada rastreamento preconizado:

Adultos:

- avaliação e rastreamento de risco cardiovascular;
- rastreamento de dislipidemia;
- rastreamento de hipertensão arterial sistêmica (has);
- rastreamento de diabetes melito II;
- rastreamento de tabagismo;
- rastreamento de abuso de álcool;
- rastreamento de obesidade.

Crianças:

- rastreamento de anemia falciforme em recém-nascidos (rn);
- rastreamento de hipotireoidismo congênito;
- rastreamento de fenilcetonúria;
- teste da orelhinha;
- rastreamento para detecção da ambliopia, estrabismo e defeitos da acuidade visual.

Detecção precoce de câncer:

- rastreamento de câncer do colo do útero;
- rastreamento de câncer de mama;
- rastreamento de câncer da próstata;
- rastreamento de câncer de cólon e reto;
- rastreamento de câncer de pele;
- rastreamento de câncer de boca.

Saiba mais

Rastreamento oportunístico X programas organizados de rastreamento
Existe uma diferença importante entre os dois conceitos. O rastreamento oportunístico ocorre quando a pessoa procura o serviço de saúde, por algum outro motivo, e o profissional de saúde aproveita o momento para rastrear alguma doença ou fator de risco. Por exemplo, uma mulher entre 25 e 59 anos de idade procura a unidade de saúde com queixa de lombalgia, no mesmo atendimento, de imediato, é ofertada a coleta do exame preventivo de câncer de cólon do útero. Já, os programas de rastreamento são sistematizados e voltados para a detecção precoce de uma determinada doença, condição ou risco oferecidos à população em oportunidades específicas. Outra situação é, no mês de outubro, as unidades de saúde realizarem campanhas de coleta para o exame preventivo de câncer de cólon do útero, divulgando amplamente para a população.

Prevenção terciária

A prevenção terciária implementa tratamentos para reduzir os efeitos crônicos de problemas de saúde em um indivíduo ou população, além de minimizar os prejuízos decorrentes da doença, incluindo a reabilitação. Para a implementação dessas ações, o **SUS está organizado em três níveis de complexidade: atenção primária, secundária e terciária.**

A Atenção Primária à Saúde (APS) é a porta de entrada no sistema de saúde. É o nível assistencial que oferta o cuidado para as doenças e problemas mais comuns e frequentes na população. Garante o diagnóstico e tratamento completo, gratuito pelo SUS para doenças transmissíveis e doenças crônicas não transmissíveis. São exemplos de patologias atendidas nas ações de prevenção terciária na APS: doenças sexualmente transmissíveis e Aids, hepatites virais, tuberculose, hanseníase, hipertensão arterial, diabetes melito, asma, tratamento de feridas e atendimento a afecções agudas, como febre a esclarecer, viroses, infecções respiratórias agudas, distúrbios gastrintestinais, entre outros. A APS também tem a função de coordenação do cuidado, portanto, os problemas de saúde que demandam um atendimento especializado são referenciados no nível secundário.

A atenção secundária, também chamada de atenção ambulatorial especializada, é o nível em que são prestados cuidados especializados e com maior densidade tecnológica. São exemplos de especialidades médicas: acupuntura, alergia, imunologia, anestesiologia, angiologia, cardiologia, dermatologia, endocrinologia, gastroenterologia, geriatria, hematologia, infectologia, mastologia, nefrologia, neurologia, oftalmologia, ortopedia, pneumologia, psiquiatria, reumatologia e urologia. Os serviços de reabilitação também se encontram na atenção ambulatorial, sendo fisioterapia, terapia ocupacional e a fonoaudiologia.

É caracterizada por ofertar os serviços de alta complexidade tecnológica, engloba os serviços de emergência e internação hospitalar, uma vez que o ambiente hospitalar oferece condições apropriadas para apresentar tratamentos clínicos, cirúrgicos e intensivos, possibilitando a plena recuperação da saúde.

Exemplo

Um idoso diabético é atendido na Unidade Básica de Saúde (UBS), onde é acompanhado pela equipe de saúde da família e recebe os medicamentos prescritos para o tratamento. Em determinada consulta, o médico verifica que, segundo os exames laboratoriais, o

> paciente não apresenta um adequado controle glicêmico, embora siga corretamente a dieta e o uso das medicações. O idoso é, então, encaminhado para atendimento ambulatorial especializado com um endocrinologista. Neste atendimento, o profissional altera o plano terapêutico, incluindo o uso de insulina subcutânea, fornecendo as orientações necessárias e agendando um retorno para reavaliação. Contudo, ao sair da consulta, o idoso tropeçou no meio fio da rua e caiu. Queixando-se de dor e sem conseguir caminhar, foi levado por seus familiares ao hospital, onde realizou exame de raio X, constatando uma fratura de fêmur. Permaneceu internado para tratamento ortopédico e controle da dor. Após 60 dias, recebeu alta hospitalar e foi encaminhado para dar continuidade no tratamento com reabilitação fisioterápica.
>
> Neste exemplo, você pode verificar os cuidados de prevenção terciária e o envolvimento dos diferentes níveis assistenciais.

Prevenção quaternária

As ações em saúde, preventivas e curativas, em algumas situações, são consideradas excessivas e agressivas, acabam trazendo mais prejuízos para a saúde do que os supostos benefícios. A prevenção quaternária atua para **identificar pacientes ou população que estão sob risco de *sobremedicalização*** e protegê-los de intervenções e procedimentos desnecessários.

Os cuidados implementados, neste nível de prevenção, partem da conscientização dos profissionais e do preparo cientifico. Os atendimentos em cada área específica devem ser embasados em evidências, e seguido protocolos clínicos. Por exemplo, ao atender um lactente, de três meses, com coriza. No exame físico, o paciente apresenta sinais vitais estáveis e ausculta pulmonar ausente de ruídos adventícios. O tratamento prescrito foi manter o aleitamento materno em livre demanda e medicamento sintomático. Porém, a mãe da criança insiste na realização de um raio X, pois está com receio de que o bebê esteja com pneumonia. Nesse momento, o profissional realiza o cuidado de prevenção quaternária, ao orientar a mãe sobre não haver a indicação para a realização do exame e, além disso, sobre os riscos envolvidos na exposição do lactente à radiação desnecessária.

Exercícios

1. Os pesquisadores Leavell e Clark formularam um modelo de prevenção de doenças baseado na história natural da doença. Assinale a alternativa correta:
a) Esse modelo divide a prevenção em níveis primário, secundário, terciário e quaternário.
b) Esse modelo considera a prevenção nos períodos de pré-patogênese, patogênese e pós-patogênese.
c) O período de patogênese ocorre quando existem os fatores de risco, a pessoa está exposta a eles, porém, não apresenta sintomas da doença.
d) O período de patogênese ocorre quando a pessoa apresenta sinais e sintomas de uma doença ou problema de saúde, por isso, são necessárias ações de prevenção primária para evitar o agravamento.
e) O período de pré-patogênese ocorre quando a pessoa está exposta a fatores de risco, porém, não apresenta sinais e sintomas de uma doença ou problema de saúde, por isso, são necessárias ações de prevenção primária para evitar o desenvolvimento da doença.

2. Sobre o rastreamento, é correto afirmar que:
a) é uma ação desenvolvida pelos profissionais de saúde como atividade de promoção da saúde.
b) é uma ação desenvolvida pelos profissionais de saúde para identificar casos novos de doenças em pessoas ainda assintomáticas.
c) é realizado durante as campanhas de rastreamento de doenças, em períodos específicos do ano.
d) o termo rastreamento oportunístico significa agendar o procedimento, dando oportunidade para a pessoa ser examinada.
e) o rastreamento é uma ação de prevenção primária, desenvolvida pelos profissionais de saúde durante as campanhas.

3. O conceito de prevenção quaternária diz respeito à identificação de pessoas em risco de medicalização excessiva e sua proteção contra novas intervenções desnecessárias, evitando danos iatrogênicos. Assinale a alternativa correta a respeito da prevenção quaternária:
a) É um conceito moderno que se contrapõem às ações propostas pelo modelo clássico de prevenção.
b) É um conceito moderno que concede ao médico a tomada de decisão a respeito de quais exames e procedimentos devem ser realizados para cada caso.
c) Desenvolve o raciocínio clínico e a atualização constante dos profissionais, a fim de evitar procedimentos e intervenções desnecessárias, prevenindo riscos à saúde dos pacientes.
d) Desenvolve a autonomia dos profissionais para fazerem escolhas adequadas de

tratamento, respeitando o princípio de redução de custos.
e) Desenvolve a autonomia dos pacientes que podem optar por quais exames e procedimentos consideram adequados em relação ao custo-benefício.

4. A prevenção primária trata de medidas para evitar o desenvolvimento de doenças e problemas de saúde. Entre as alternativas, assinale a que apresenta corretamente ações desenvolvidas na prevenção primária:
a) Imunização contra o sarampo e orientações sobre alimentação saudável.
b) Orientações sobre atividades físicas e fornecimento de medicamentos para asma.
c) Realização de caminhadas com a comunidade e coleta de exame preventivo de câncer de cólon do útero.
d) Verificação da glicose e pressão arterial.
e) Grupo de combate ao tabagismo e curativo no pé diabético.

5. O processo saúde-doença é multifatorial e complexo. Envolve diversos determinantes e condicionantes, não possui relação direta com a presença de uma patologia. É possível que uma pessoa seja portadora de uma doença, mas se sinta bem. Assim como, é possível que uma pessoa não seja portadora de nenhuma patologia e se sinta mal. Assinale a alternativa correta a respeito do processo saúde-doença e seus determinantes e condicionantes:
a) A renda e as condições de moradia são exemplos de determinantes de grande impacto na saúde das pessoas.
b) O desenvolvimento do adoecimento está relacionado aos fatores de riscos ambientas e fatores hereditários.
c) Os hábitos de vida de uma pessoa interferem em sua saúde, desde que haja um outro fator de risco presente para desencadear o processo de adoecimento.
d) As violências físicas, sexuais e psicológicas influenciam na saúde das pessoas, porém, não têm relação com o processo saúde-doença.
e) Os determinantes e condicionante da saúde estão presentes na vida das pessoas, por isso, o adoecimento não é evitável.

Referências

BRASIL. Ministério da Saúde. Secretaria de Atenção à Saúde. Departamento de Atenção Básica. *Rastreamento*. Brasília, DF: Ministério da Saúde, 2010.

FREEMAN, T. R. *Manual de medicina de família e comunidade de McWhinney*. 4. ed. Porto Alegre: Artmed, 2018.

GIOVANELLA, L. (Org.). *Políticas e sistemas de saúde no Brasil*. Rio de Janeiro: Fiocruz, 2008.

ORGANIZAÇÃO MUNDIAL DA SAÚDE. OPAS/OMS apoia governos no objetivo de fortalecer e promover a saúde mental da população. 2016. Disponível em: <https://www.paho.org/bra/index.php?option=com_content&view=article&id=5263:opas-oms-apoia-governos-no-objetivo-de-fortalecer-e-promover-a-saude-mental-da-populacao&Itemid=839>. Acesso em: 02 out. 2018.

TESSER, C. D. Por que é importante a prevenção quaternária na prevenção? *Revista de Saúde Pública*, v. 51, n. 116, p. 1-9, 2017. Disponível em: <https://doi.org/10.11606/S1518-8787.2017051000041>. Acesso em: 02 out. 2018.

Leituras recomendadas

DUNCAN, B. B. et al. *Medicina ambulatorial:* condutas clínicas em atenção primária. 4. ed. Porto Alegre: Artmed, 2013.

ESHERICK, J. S. *CURRENT*: diretrizes clínicas em Atenção Primária à Saúde. 10. ed. Porto Alegre: AMGH, 2013. (Lange).

FLETCHER, R. H.; FLETCHER, S. W.; FLETCHER, G. S. *Epidemiologia clínica*: elementos essenciais. 5. ed. Porto Alegre: Artmed, 2014.

Medidas de prevenção e controle de doenças

Objetivos de aprendizagem

Ao final deste texto, você deve apresentar os seguintes aprendizados:

- Reconhecer os conceitos de prevenção e controle de doenças.
- Identificar riscos ambientais e tecnológicos que afetam a saúde da população.
- Descrever estratégias de vigilância, prevenção, controle e erradicação de doenças.

Introdução

O processo de adoecimento faz parte da dinâmica da vida, trazendo grandes impactos nos indivíduos e nas populações. Nesse sentido, implementar medidas para a prevenção de doenças é essencial e desafiador para o sistema de saúde. No Brasil, a prevenção de doenças tem se apresentado cada vez mais complexa devido ao processo de transição epidemiológica, em que há um aumento das doenças crônicas por causa do envelhecimento da população. Simultaneamente, ainda há repercussões de doenças transmissíveis na população que não podem ser negligenciadas.

Neste capítulo, você vai compreender a importância da prevenção e controle de doenças, identificando os riscos envolvidos e a implementação de medidas de vigilância, prevenção, controle e erradicação.

Prevenção e controle de doenças

Antes de serem especificadas as medidas de prevenção, serão abordadas algumas classificações a respeito das doenças. Segundo Duncan et al. (2013), as **doenças agudas** são aquelas de início abrupto e respondem, rapidamente, ao tratamento curativo ou até mesmo se resolvem sem intervenções. Geralmente, são doenças infecciosas, de causa bem definida e não duram mais de três meses; As **doenças crônicas** são aquelas com duração mínima de três a doze meses, ou perdurando por toda a vida da pessoa, são causadas por diversos fatores e o foco do tratamento não é a cura, mas sim, o controle da evolução da doença, o alívio dos sintomas e a redução das complicações; As **doenças transmissíveis** são aquelas causadas por agentes infecciosos específicos (ou seus produtos tóxicos) que ocorrem após a transmissão de uma pessoa ou animal ou reservatório inanimado para um hospedeiro suscetível. Essa transmissão pode ser direta ou indireta, por meio de um hospedeiro intermediário, de um vetor ou do ambiente.

Assim, a prevenção envolve medidas antecipadas para impedir o desenvolvimento de uma doença ou evitar complicações decorrentes dela. As ações de prevenção se organizam em três níveis distintos e envolvem: prevenção primária, secundária e terciária. Estas ações de prevenção se dão em momentos distintos do processo saúde-doença, chamado pelos autores de **história natural da doença**. Esta história engloba dois períodos: pré-patogênese (momento em que não há manifestações clínicas da doença) e patogênese (momento em que se apresentam sinais e sintomas da doença).

A **prevenção primária** trata de medidas de saúde que evitem o aparecimento da doença, circundam ações de promoção da saúde e proteção específica. Já, a **prevenção secundária** envolve o diagnóstico precoce das doenças e tratamento imediato. A doença pode ser assintomática ainda nesse período. Por fim, a **prevenção terciária** implementa ações para a prevenção de incapacidade total e visam à recuperação e à reabilitação.

Para a prevenção e controle das doenças transmissíveis, é importante compreender o processo infeccioso e, também, aspectos epidemiológicos de cada doença. A cadeia epidemiológica de transmissão da doença resulta da interação entre o agente, o reservatório e o hospedeiro. Para compreendê-la, é necessário conhecer alguns conceitos básicos. Veja a seguir os principais conceitos:

- **Agente:** são os microrganismos que causam a infecção, podem ser bactérias, vírus, protozoários, helmintos, fungos ou príons. Algumas características importantes dos agentes são capacidade de disseminação ou transporte do agente pelo ambiente, capacidade de produção da infecção e capacidade de produção da doença.

- **Reservatório:** local onde vive e se multiplica o agente infeccioso. O agente depende do reservatório para sobreviver, podendo ser qualquer humano, animal, artrópode, planta, solo, matéria ou a combinação deles.
- **Hospedeiro:** é a pessoa que recebe o agente infeccioso e, que se estiver suscetível, desenvolverá a doença.
- **Portador:** é uma pessoa ou animal que carrega um agente infeccioso específico de uma doença, porém não apresenta sintomas clínicos da doença.
- **Fonte de infecção:** é a pessoa, o animal, o objeto ou a substância de onde o agente infeccioso é transmitido para o hospedeiro.
- **Período de transmissibilidade ou período de contágio:** é o intervalo de tempo durante o qual o agente infeccioso pode ser transmitido. Esse período varia de acordo com cada agente infeccioso.
- **Transmissão por contato:** é transferência do agente infeccioso para uma porta de entrada receptiva no hospedeiro. Pode ocorrer de forma **direta** ou **indireta**, quando o agente se utiliza de veículos e vetores.
- **Veículo:** qualquer objeto ou material que sirva de meio para o agente infeccioso se transportar até um hospedeiro suscetível. Exemplo: brinquedos, roupas, talheres, mãos de profissionais, alimentos, água e produtos biológicos (sangue, urina, tecidos e órgãos).
- **Vetor:** é um artrópode que pode ser um **vetor mecânico**, quando ele é um simples transportador do agente ou **vetor biológico**, quando, necessariamente, ocorre uma fase de desenvolvimento ou multiplicação antes da transmissão da forma infectante do agente ao hospedeiro.
- **Transmissão aérea:** ocorre quando há disseminação de aerossóis, que são suspensões aéreas de partículas contendo parte ou todo o agente infeccioso até a porta de entrada de um hospedeiro suscetível. As partículas são tão pequenas (menores que 5 μm) e permanecem em suspensão no ar por longos períodos de tempo.
- **Porta de entrada no hospedeiro:** é diretamente relacionada à via de transmissão do agente infeccioso, podendo ocorrer pelo trato respiratório, pele, mucosas, sistema gastrintestinal ou sangue.
- **Período de incubação:** é o intervalo de tempo decorrido entre a exposição de uma pessoa ou animal ao agente e o aparecimento da primeira manifestação clínica da doença.

Riscos ambientais e tecnológicos à saúde humana

O processo saúde-doença envolve diversos determinantes e condicionantes. Para que ocorra uma doença, é necessário o encontro do agente causador e um hospedeiro suscetível, bem como a exposição de um hospedeiro a fatores de risco. Com isso, existem alguns riscos relacionados ao ambiente e às tecnologias que ameaçam a saúde humana, sendo causadores de doenças que fragilizam a saúde e tornam o indivíduo e populações suscetíveis ao adoecimento. Entre esses diversos riscos, veja a seguir dois com impacto relevante: o uso de agrotóxicos e as infecções relacionadas à assistência à saúde.

O risco dos agrotóxicos à saúde humana

Segundo Carneiro et al. (2015), o Brasil é o maior consumidor mundial de agrotóxicos. São numerosos trabalhadores expostos a esses produtos, e as intoxicações agudas são o impacto mais visível na saúde. A utilização dos agrotóxicos traz sérias consequências, tanto para o meio ambiente como para a saúde de populações de trabalhadores e de consumidores (alimentos e água contaminados).

O processo produtivo agrícola brasileiro está cada vez mais dependente dos agrotóxicos e fertilizantes químicos. Os agrotóxicos são os produtos e os agentes de processos físicos, químicos ou biológicos, destinados ao uso nos setores de produção, no armazenamento e beneficiamento de produtos agrícolas, nas pastagens, na proteção de florestas, nativas ou implantadas e de outros ecossistemas. Também, de ambientes urbanos, hídricos e industriais, cuja finalidade seja alterar a composição da flora ou da fauna, a fim de preservá-las da ação danosa de seres vivos considerados nocivos (CARNEIRO et al., 2015).

Um terço dos alimentos, consumidos cotidianamente pelos brasileiros, está contaminado pelos agrotóxicos. Merecem destaque os seguintes alimentos e seu nível médio de contaminação: pimentão (91,8%), morango (63,4%), pepino (57,4%), alface (54,2%), cenoura (49,6%), abacaxi (32,8%), beterraba (32,6%) e mamão (30,4%). Embora, a análise isolada de cada produto ou substância apresente risco baixo ou moderado para a saúde, não se pode deixar de se atentar aos efeitos crônicos que podem ocorrer da exposição, se manifestando em várias doenças como cânceres, malformações congênitas, distúrbios endócrinos, neurológicos e mentais.

> **Fique atento**
>
> O dossiê da Associação Brasileira de Saúde Coletiva (ABRASCO) faz um alerta sobre os impactos dos agrotóxicos na saúde (2015), expondo que cada brasileiro consome, em média, 5,2 litros de agrotóxico por ano.

Existem muitas lacunas para apreciação quando se trata de avaliar a multiexposição ou a exposição combinada a agrotóxicos. A maioria das pesquisas analisa apenas a exposição a um princípio ativo ou produto formulado, desconsiderando que, no dia a dia das populações, as pessoas estão expostas a misturas de produtos tóxicos cujos efeitos combinados são desconhecidos ou não são levados em consideração. Além disso, também, é necessário ponderar que as vias de penetração no organismo são variadas, podendo ser oral, inalatória, dérmica ou até mesmo, de formas simultâneas.

> **Saiba mais**
>
> Alguns dos agrotóxicos utilizados têm a capacidade de se dispersarem no ambiente, enquanto outros podem se acumular no organismo humano, inclusive, no leite materno. O consumo de leite materno contaminado pode provocar agravos à saúde dos recém-nascidos.
> Em pesquisa realizada pela Universidade Federal de Mato Grosso (UFMT), com 62 nutrizes de 2 a 8 semanas pós-parto, foram identificadas 10 substâncias tóxicas presentes no leite materno.

O Quadro 1 apresenta a classificação dos agrotóxicos, segundo a praga que controla e os efeitos/sintomas agudos e crônicos da exposição humana a estes produtos:

Quadro 1. Classificação dos agrotóxicos, sinais e sintomas agudos e crônicos na saúde humana

Praga que controla	Grupo químico	Sintomas de intoxicação aguda	Sintomas de intoxicação crônica
Inseticidas	Organofosforados e carbamatos	Fraqueza, cólica abdominal, vômito, espasmos musculares e convulsões.	Efeitos neurotóxicos retardados, alterações cromossomiais e dermatites de contato.
	Organoclorados	Náusea, vômito e contrações musculares involuntárias.	Lesões hepáticas, arritmias cardíacas, lesões renais e neuropatias periféricas.
	Piretroides sintéticos	Irritações das conjuntivas (membranas posteriores das pálpebras), espirros, excitação e convulsões.	Alergias, asma, irritação nas mucosas e hipersensibilidade.
Fungicidas	Ditiocarbamatos	Tontura, vômito, tremores musculares e dor de cabeça.	Alergias respiratórias, dermatites, doença de Parkinson e neoplasias.
	Fentalamidas	-	Teratogênese
Herbicidas	Dinitrofenóis e pentaciclorofenol	Dificuldade respiratória, hipertermia e convulsões.	Neoplasias e cloroacnes.
	Fenoxiacéticos	Perda de apetite, náusea, vômito, e fasciculação muscular.	Indução da produção de enzimas hepáticas, neoplasias e teratogênese.
	Dipiridilos	Sangramento nasal, fraqueza, desmaios e conjuntivite.	Lesões hepáticas, dermatites de contato e fibrose pulmonar.

Fonte: Adaptado de Carneiro et al. (2015)

As infecções relacionadas à assistência à saúde

Se a tecnologia trouxe grandes avanços para a medicina e serviços de saúde, por outro lado, as intervenções e procedimentos representam um risco importante à saúde. Segundo Slavish (2012), a definição de Infecções Relacionadas à Assistência à Saúde (IRASs) é simples. As IRASs são infecções que os pacientes adquirem enquanto recebem tratamento em uma instituição de assistência à saúde. Contudo, a definição é a única parte simples sobre desse quadro: seu impacto nos pacientes, profissionais da assistência à saúde e em hospitais pode ser complexo, de difícil controle.

Existem alguns riscos de infecção específicos associados a pacientes e procedimentos. Por exemplo, os pacientes submetidos a procedimentos ou intervenções com as características a seguir, podem ter maior risco:

- presença de dispositivos invasivos;
- permanência na Unidade de Terapia Intensiva (UTI);
- exposição a antibióticos;
- terapia imunossupressora;
- longo período de hospitalização;
- vários exames e procedimentos realizados por profissionais de saúde.

Os próprios pacientes, também, podem ter riscos que aumentam as chances de desenvolver as IRASs. Os fatores que podem aumentar o risco de adquirir uma infecção são:

- condições de comorbidade, como asma, diabetes, doença cardíaca e HIV;
- doenças e distúrbios imunossupressores;
- distúrbios malignos;
- quadro de subnutrição;
- idade (população de idosos e neonatos);
- *grandes queimados*;
- trauma.

Para o controlar a transmissão de infecções no ambiente dos estabelecimentos de saúde, existem algumas formas de controle:

- higiene eficaz das mãos;
- isolamento: aplicação de precauções adicionais, segundo o padrão de transmissão do agente infeccioso;

- utilização de equipamentos de proteção individual pelos profissionais;
- práticas de aplicação segura de medicamentos e infusões parenterais.

Vigilância, prevenção, controle e erradicação de doenças

A **vigilância em saúde** tem por objetivo melhorar a situação de saúde das populações e abrange diversas ações na área de vigilância sanitária, epidemiológica, ambiental e saúde do trabalhador. A respeito da vigilância epidemiológica, ela tem como principal finalidade fornecer a orientação técnica permanente para a tomada de decisão sobre a execução de ações de controle de doenças e agravos, disponibilizando informações atualizadas sobre a ocorrência de doenças e seus fatores condicionantes em determinada população.

Assim, considerando os níveis de prevenção de doenças, as medidas preventivas ocorrem nos níveis primário, secundário e terciário, sendo direcionadas aos indivíduos e às comunidades. Estratégias de **prevenção primária** direcionadas ao indivíduo são, por exemplo a imunização e a quimioprofilaxia que podem ser utilizadas antes ou após a exposição para prevenir uma infecção. Já, a educação em saúde e o saneamento são exemplos de prevenção primária direcionadas à comunidade.

Estratégias de **prevenção secundária** são dirigidas à prevenção da evolução de uma doença, envolvendo a identificação e intervenção precoce de infecções a fim de minimizar seus efeitos patogênicos. Alguns exemplos são o rastreamento para doenças sexualmente transmissíveis e o uso de antivirais para evitar a recorrência de infecção por herpes.

Na **prevenção terciária** as estratégias são dirigidas para eliminar ou minimizar as sequelas ou incapacidade, desenvolvendo a capacidade do indivíduo acometido pela doença que já se encontra instalada. Esse conceito envolve tanto a terapia em doenças crônicas quanto a reabilitação de sequelas de doenças. Um exemplo é o uso de antivirais em portadores crônicos com infecção ativa pelo vírus da hepatite C. Outro exemplo é a fisioterapia para a reabilitação de pacientes com sequelas motoras da poliomielite, já erradicada nas Américas, mas ainda, endêmica em muitos países do mundo.

Ao se implementar estratégias de prevenção e controle para interromper a **cadeia de transmissão** de determinada doença infecciosa, é importante analisar a cadeia de infecção da doença em questão, para identificar sua fragilidade, seja ela no agente, ambiente (modo de transmissão) ou hospedeiro. Embora, diferentes medidas possam ser implementadas simultaneamente, estratégias direcionadas à fragilidade da cadeia de transmissão, geralmente, são mais efetivas.

> **Fique atento**
>
> A higienização das mãos é considerada a medida mais importante para a redução do risco de transmissão de organismos de uma pessoa a outra ou de um local a outro.

Outra estratégia importante na prevenção e controle de doenças, é interromper a transmissão de infecções entre pacientes e de um paciente para o profissional de saúde. Para isso, são implementadas as chamadas **precaução padrão** e **precauções adicionais**. As precauções adicionais, também chamadas de isolamento, são uma das medidas preventivas mais eficazes na interrupção da cadeia de transmissão. O Quadro 2 apresenta os tipos de precauções, indicando o momento em que devem ser aplicadas, quais os Equipamentos de Proteção Individual (EPIs) e cuidados necessários. Note que cada precaução é adequada para um tipo de transmissão.

Quadro 2. Tipos de precauções aplicadas para prevenir a transmissão de infecção relacionada à assistência à saúde

Precaução	Momento de aplicação	EPIs e cuidados necessários
Padrão	Aplicada quando são prestados cuidados a todos os pacientes do hospital, independentemente, se tenha ou não infecção.	▪ Higienização das mãos ▪ Avental e luvas ▪ Óculos e máscara ▪ Caixa de perfurocortante
Adicional para contato	Aplicada aos pacientes colonizados ou infectados por bactérias ou vírus de transmissão por contato.	▪ Higienização das mãos ▪ Avental e luvas ▪ Quarto privativo

(Continua)

(Continuação)

Quadro 2. Tipos de precauções aplicadas para prevenir a transmissão de infecção relacionada à assistência à saúde

Precaução	Momento de aplicação	EPIs e cuidados necessários
Adicional para gotículas	Aplicada aos pacientes em que o patógeno é transmitido pelas secreções de vias aéreas em pequenas distâncias (menor de 1 metro). Partículas maiores que 5 micras.	▪ Higienização das mãos ▪ Máscara cirúrgica (profissionais e paciente durante o transporte) ▪ Quarto privativo
Adicional para aerossóis	Aplicada aos pacientes em que o patógeno é transmitido pelas secreções em vias aéreas em grandes distâncias (maiores que 1 metro). Partículas menores que 5 micras.	▪ Higienização das mãos ▪ Máscara PFF2 (N95) (profissionais) ▪ Máscara cirúrgica (paciente durante o transporte) ▪ Quarto privativo

Fonte: Adaptado de Slavish (2012).

Segundo Kasper e Fauci (2015), os **programas de imunização** estão associados aos objetivos de controlar, eliminar ou erradicar uma doença. O controle de uma doença, passível de prevenção por vacinas, reduz o aparecimento da doença e limita os impactos relacionados a surtos da doença nas comunidades, escolas, instituições etc. Já, a eliminação de uma doença é uma meta mais rigorosa do que o controle, necessitando de ações para a redução do número de casos a zero, em uma área geográfica definida.

Por fim, a erradicação de uma doença é alcançada quando a sua eliminação pode ser mantida sem intervenções contínuas. A única doença passível de ser prevenida por vacina que foi, globalmente, erradicada até hoje é a varíola. Embora, a vacina contra a varíola não seja mais administrada rotineiramente, a doença não ressurgiu naturalmente, porque todas as cadeias de transmissão humana foram interrompidas pelos esforços da vacinação e, também, os seres humanos eram os únicos reservatórios naturais do vírus. Atualmente, uma iniciativa de saúde importante é o objetivo de erradicação global da poliomielite.

No Brasil, o Programa Nacional de Imunizações (PNI) atualiza anualmente o calendário nacional de vacinação, que inclui a vacinação de crianças, adolescentes, adultos, idosos, gestantes e povos indígenas. São disponibilizadas

19 vacinas cuja proteção inicia no período neonatal e se estende por todos os ciclos vitais.

Ainda se tratando de prevenção e controle de doenças, se faz necessário abordar as DCNTs que estão, frequentemente, associadas ao envelhecimento. Além do perfil de cronicidade, também outro fator relevante é a **multimorbidade** ou **comorbidade**, que se trata da associação de múltiplas doenças em um mesmo indivíduo.

Embora, as pessoas com multimorbidade acabem recebendo uma maior atenção nos serviços de saúde, ainda assim, elas apresentam uma maior dificuldade de controle das doenças. Pois, esse controle é dependente de um adequado tratamento, da adesão por parte da pessoa ao tratamento e de mudanças no estilo de vida. Para Duncan et al. (2013), quanto maior a carga de doença de uma pessoa maior vai ser a sensação de depender de fatores externos a ela. Porém, é de extrema relevância a abordagem sobre o autocuidado e a autonomia.

Entre as DCNTs de **maior impacto** na população brasileira estão: hipertensão arterial, diabetes, neoplasias e doenças respiratórias crônicas. Em relação aos **fatores de risco** para o desenvolvimento e agravamento de complicações dessas doenças estão: tabagismo, sedentarismo, práticas sexuais de risco e uso abusivo de álcool.

Exercícios

1. Sobre a imunização e as doenças passíveis de prevenção por vacinas, assinale a alternativa correta:
 a) As doenças consideradas erradicadas necessitam de vacinação contínua com o objetivo de impedir o ressurgimento da doença.
 b) A imunização é uma importante medida de prevenção e reabilitação das pessoas suscetíveis a doenças transmissíveis.
 c) O público-alvo prioritário para a imunização são as crianças devido à sua maior vulnerabilidade para enfermidades.
 d) As doenças consideradas eliminadas e erradicadas são passíveis de prevenção por vacinas, porém, não fazem mais parte do calendário vacinal.
 e) Os programas de imunização estão relacionados aos objetivos de controlar, eliminar e erradicar doenças passíveis de prevenção por vacinas.

2. Há diversas medidas de prevenção de doenças infecciosas. Considerando a cadeia

epidemiológica de transmissão de doenças, assinale a afirmativa correta:
a) As medidas de prevenção mais efetivas são aquelas que intervêm no agente e no hospedeiro concomitantemente.
b) A medida de prevenção mais efetiva será aquela que for aplicada no elo mais frágil da cadeia de transmissão.
c) A infecção ocorre quando o agente causador da doença encontra um hospedeiro e produz a doença.
d) O hospedeiro é aquele que recebe o agente causador por um período de desenvolvimento e multiplicação, até que possa ser transmitido para o hospedeiro final.
e) A cadeia de transmissão de doenças é interrompida pela imunização.

3. As Doenças Crônicas Não Transmissíveis (DCNTs) demandam atenção por parte dos profissionais de saúde. Seu controle e manejo são complexos devido aos inúmeros fatores de risco que contribuem para seu desenvolvimento e complicações. Sobre as DCNTs é correto afirmar:
a) O autocuidado é um dos fatores mais importantes no controle das DCNTs.
b) As DCNTs são de difícil prevenção, pois ainda não há vacinas para elas.
c) As DCNTs são de difícil manejo, pois o tratamento requer diversos medicamentos.
d) A adesão ao tratamento das DCNTs é bem-sucedido quando a cura é alcançada.
e) Uma pessoa com uma ou mais DCNTs possui o mesmo risco de desenvolver uma doença transmissível que uma pessoa sem diagnóstico de doenças.

4. A precaução padrão trata dos cuidados que os profissionais devem ter ao atender todos os pacientes, independente, se eles têm ou não infecção. Para os pacientes portadores de microrganismos transmissíveis são adicionadas outras precauções. Sobre estas precauções adicionais é correto afirmar:
a) Na ausência de quarto privativo, é possível implementar a precaução adicional para aerossóis, desde que se utilize biombo ou cortina para separar os pacientes.
b) As precauções adicionais recomendam os equipamentos de proteção individual que o paciente deverá utilizar para interromper a cadeia de transmissão da doença.
c) As precauções adicionais levam em consideração o modo de transmissão do agente e recomenda o uso de equipamentos de proteção individual adequados para interromper a cadeia de transmissão.
d) As precauções adicionais são medidas acrescentadas à precaução padrão para agentes transmitidos por via respiratória.
e) As precauções adicionais substituem a precaução padrão, pois o paciente colonizado por microrganismos transmissíveis não se enquadra no grupo de pacientes padrão.

5. As infecções relacionadas à assistência à saúde (IRASs) são infecções que os pacientes adquirem enquanto recebem tratamento em uma instituição de saúde. Sobre as IRASs assinale a alternativa correta:
a) As IRASs ocorrem quando os profissionais transmitem microrganismos de um paciente para o outro.
b) A higienização das mãos é uma medida importante para interromper a transmissão quando associada ao uso de luvas no procedimento.
c) As IRASs devem ser tratadas com antibióticos de amplo espectro por se tratarem de microrganismos adquiridos no ambiente hospitalar.
d) A presença de dispositivos invasivos (cateter venoso periférico, sonda vesical etc.) são fatores que aumentam a suscetibilidade dos pacientes às IRASs.
e) As IRASs são de difícil prevenção, pois no ambiente hospitalar estão os pacientes já doentes.

Referências

CARNEIRO, F. F. et al. (Org.) *Dossiê ABRASCO*: um alerta sobre os impactos dos agrotóxicos na saúde. Rio de Janeiro: EPSJV; São Paulo: Expressão Popular, 2015.

DUNCAN, B. B. et al. *Medicina ambulatorial*: condutas clínicas em atenção primária. 4. ed. Porto Alegre: Artmed, 2013.

KASPER, D. L.; FAUCI, A. S. *Doenças infecciosas de Harrison*. 2. ed. Porto Alegre: AMGH, 2015.

SLAVISH, S. M. (Org.). *Manual de prevenção e controle de infecções para hospitais*. Porto Alegre: Artmed, 2012.

Leituras recomendadas

FLETCHER, R. H.; FLETCHER, S. W.; FLETCHER, G. S. *Epidemiologia clínica*: elementos essenciais. 5. ed. Porto Alegre: Artes Médicas, 2014.

ROTHMAN, K. J.; GREENLAND, S.; LASH, T. L. *Epidemiologia moderna*. 3. ed. Porto Alegre: Artmed, 2011.

UNIDADE 2

Epidemiologia

Objetivos de aprendizagem

Ao final deste texto, você deve apresentar os seguintes aprendizados:

- Reconhecer o conceito, os objetivos e a aplicação da epidemiologia.
- Identificar o processo saúde-doença.
- Descrever a utilização de estudos epidemiológicos no controle de problemas de saúde.

Introdução

A epidemiologia é ciência que estuda o processo saúde-doença nas populações. Por meio dos resultados e análises dos estudos epidemiológicos, é possível conhecer a situação de saúde de cada território. Assim, a epidemiologia respalda a tomada de decisão das políticas de saúde, visando a implementar ações de saúde que de fato resolvam os problemas de saúde das pessoas.

Neste capítulo, você conhecerá o conceito, os objetivos e as aplicações da epidemiologia, bem como as características do processo saúde--doença, além dos diferentes tipos de estudos epidemiológicos utilizados no controle das doenças.

Epidemiologia: conceito, objetivos e aplicação

O termo epidemiologia, segundo a etimologia grega, significa estudo sobre a população. Desta maneira, definição de epidemiologia, proposta por Rouquayrol e Goldbaum (2003, p. 17), diz que ela é uma

> [...] ciência que estuda o processo saúde e doença em coletividades humanas, analisando a distribuição e os fatores determinantes das enfermidades, danos à saúde e eventos associados à saúde coletiva, propondo medidas específicas de prevenção, controle e erradicação de doenças, e fornecendo indicadores que sirvam de suporte ao planejamento, administração e avaliação das ações de saúde.

Neste conceito, verifica-se a importância que a epidemiologia tem para a saúde, pois entendendo os principais eventos, agravos e doenças presentes no território, é necessário que os serviços de saúde desenvolvam ações adequadas para a prevenção e controle. Seguindo a análise da definição proposta pelos autores, é identificada diversas palavras-chave importantes para a compreensão da epidemiologia, tais como processo saúde-doença, prevenção, controle e erradicação etc. Veja a seguir a descrição de algumas dessas palavras, frequentemente, empregadas.

- **População:** conjunto de habitantes de um território (região, país, bairro, cidade). Pode ser dividida em subgrupos, como população feminina de uma cidade ou crianças de um bairro.
- **Coletividades humanas:** refere-se ao conjunto de seres humanos que formam uma população.
- **Processo saúde-doença:** corresponde ao processo de adoecimento de um indivíduo ou população que tem origem na interação entre os fatores da natureza (climáticos, biológicos, fisiológicos, imunológicos, sociais etc.) e o organismo humano, gerando o estímulo para o desenvolvimento da doença.
- **Determinantes:** são os fatores que afetam a saúde das pessoas, sendo eles sociais, culturais, ambientais, biológicos etc.
- **Prevenção, controle e erradicação de doenças:** respectivamente, a prevenção é a ação antecipada para evitar uma doença ou diminuir suas complicações. Já, o controle é o que interrompe a progressão da doença, garantindo a cura ou uma melhor qualidade de vida para o portador dela. E a erradicação é quando uma doença é eliminada, podendo ser mantida sem novos casos, nem intervenções contínuas.
- **Planejamento, administração e avaliação das ações de saúde:** é um princípio do Sistema Único de Saúde (SUS) utilizar a epidemiologia para embasar todas as ações de saúde implementadas, como é possível verificar na Lei Orgânica da Saúde (BRASIL, 1990) no Capítulo II, art. 7º: utilização da epidemiologia para o estabelecimento de prioridades, a alocação de recursos e a orientação programática.

> **Saiba mais**
>
> **O início da epidemiologia**
> Alguns pesquisadores afirmam que a epidemiologia teve início na Grécia antiga com Hipócrates. Naquela época, acreditava-se que as doenças, a cura ou a morte vinham de deuses e demônios. Hipócrates disseminou uma ideia contrária, afirmando que as doenças eram provenientes do modo como as pessoas viviam, do local onde moravam, de sua alimentação e trabalho, ou seja, fatores terrenos e materiais.

O objetivo principal da epidemiologia é a compreensão do processo saúde--doença com a finalidade de prevenir e controlar as doenças. Para prevenir e controlar, é necessário conhecer os elementos que influenciam e determinam o processo de adoecimento, a frequência e a distribuição das doenças durante determinados períodos de tempo, em distintas pessoas e lugares.

Esta ciência possui duas abordagens: descritiva e analítica. A **epidemiologia descritiva** investiga e descreve a distribuição dos determinantes do processo saúde-doença em relação a pessoas, tempo e lugar. Já a **epidemiologia analítica** investiga uma hipótese específica acerca da relação de causa e efeito na tentativa de encontrar uma associação causal no processo saúde-doença.

As aplicações da epidemiologia se concentram em três áreas:

1. **Descrever as condições de saúde da população:** descrever estatísticas vitais (nascimentos e óbitos) e o perfil de morbimortalidade (doenças que acometem as populações e óbitos causados por doenças). São essas informações importantes que sustentam o planejamento de políticas de saúde e suas intervenções nos territórios.
2. **Identificar os fatores determinantes da situação de saúde:** observar a ocorrência das doenças e os fatores envolvidos. A identificação desses fatores determinantes no adoecimento permite a implementação de medidas adequadas para a prevenção da doença. Por exemplo, a identificação do tabagismo e sua relação com o câncer de pulmão, os elevados níveis de colesterol sanguíneo e os episódios de doenças cardiovasculares, entre outros.
3. **Avaliar o impacto das ações e políticas de saúde:** após descrever como as doenças ocorrem e os fatores determinantes nesse processo, são implementadas as ações pertinentes pelos serviços de saúde. Cabe também à epidemiologia analisar se essas ações, de fato, estão melho-

rando a situação de saúde da população. Por exemplo, foi identificado que os principais motivos de internação de idosos eram pneumonia e doenças respiratórias. Assim, para a prevenção, foi planejada e implementada a vacinação anual contra a gripe (inicialmente, em idosos e, posteriormente, estendida aos demais grupos identificados como de risco). Decorridos alguns anos, a avaliação da medida identificou a redução das internações de idosos por essas causas.

Processo saúde-doença

Para a compreensão do processo saúde-doença, além da prevenção e controle deste adoecimento, a epidemiologia busca responder a algumas perguntas, tais como:

a) Como a doença se distribui segundo as características das pessoas, dos lugares e nos períodos de tempo?
b) Que fatores determinam a ocorrência da doença e sua distribuição na população?
c) Que medidas devem ser tomadas para prevenir e controlar a doença?
d) Qual o impacto das ações de prevenção e controle sobre a distribuição da doença?

Para estudar a distribuição das doenças, a epidemiologia realiza as medidas de frequência que os problemas de saúde ocorrem nas populações. Para a medir da frequência, são utilizados os cálculos da incidência e da prevalência.

A incidência diz respeito aos novos casos de uma doença que surgiram em determinado período de tempo e possui a seguinte forma de cálculo:

$$\text{Incidência} = \frac{\text{novos casos da doença registrados no período} \times \text{constante}}{\text{Total de pessoas expostas}}$$

A constante, para a multiplicação, se trata de um múltiplo de 10 e é empregado, de acordo com o tamanho da população estudada. Dessa forma, o cálculo da incidência é mais utilizado em investigações sobre a relação de causa e efeito das doenças, na avaliação do impacto de uma política de saúde e na expectativa de ocorrência da doença.

Saiba mais

Taxa de incidência da dengue
A taxa de incidência da dengue é calculada considerando-se o número de casos novos confirmados da doença (clássico e febre hemorrágica) por 100 mil habitantes, na população residente de um território, em determinado ano. Essa taxa é importante, pois estima o risco de ocorrência de casos de dengue, em períodos endêmicos e epidêmicos, em uma determinada população e em intervalo de tempo estabelecido. Sua variação de um período para outro evidencia o impacto das ações de prevenção da transmissão da doença.

Fique atento

O sarampo é uma das principais causas de morte entre crianças menores de 5 anos, mesmo com vacina disponível e segura para a prevenção. Segundo a Organização Pan Americana de Saúde (OPAS) e a Organização Mundial da Saúde (OMS), em 2016, foram registrados 89.780 óbitos causados por sarampo em todo o mundo. Estima-se que, entre 2000 e 2016, 20,4 milhões de mortes tenham sido evitadas pela vacinação contra a doença (ORGANIZAÇÃO PAN AMERICANA DA SAÚDE; ORGANIZAÇÃO MUNDIAL DA SAÚDE, 2018).
Recentemente, em resposta ao aumento da incidência do sarampo no Brasil, foram intensificadas as ações de imunização nas regiões afetadas pelos surtos, bem como estendendo a campanha de vacinação para todo o território nacional.

A prevalência se refere ao número de casos existentes de uma doença, em um determinado momento, e possui a seguinte forma de cálculo:

$$\text{Prevalência} = \frac{\text{número de casos existentes da doença no período} \times \text{constante}}{\text{Total de pessoas expostas}}$$

As principais aplicações das medidas de prevalência são o planejamento de ações e serviços de saúde, previsão de orçamento e recursos humanos para a prevenção, o diagnóstico e o tratamento. A prevalência é alimentada pela incidência. Quanto mais rápida for a cura da doença ou o desfecho em óbito, menor será a prevalência. Ela se mostra como uma medida estática, um retrato da situação da doença, porém é o resultado da dinâmica entre o adoecimento, cura e óbitos.

A migração de pessoas doentes de um território para outro é um fator que aumenta a prevalência de doenças. Outros fatores que também causam aumento na prevalência são a maior incidência da doença e a melhoria no tratamento, que prolonga o tempo de vida da pessoa doente.

> **Exemplo**
>
> Conhecer a prevalência da hipertensão arterial sistêmica ou do diabetes melito na população adulta, de determinado território, orienta a quantidade de consultas de acompanhamento a serem disponibilizadas, a obrigação de ações coletivas para a promoção da saúde e a necessidade de abastecimento com as medicações e insumos médicos para o adequado manejo dessas condições crônicas.

Além da incidência e prevalência, existem outros cálculos que ajudam na compreensão do processo saúde-doença que são a mortalidade e a letalidade. A **mortalidade** é calculada pela divisão do número de óbitos, por determinada doença, pelo total da população em risco. Já, a **letalidade** é calculada a partir da divisão entre o número de óbitos, por determinada doença, pela contagem de casos da mesma doença.

Estudos epidemiológicos

Para a prevenção e o enfrentamento das doenças, é preciso conhecer como elas se distribuem nas populações e quais os fatores que influenciam no seu agravamento. Para realizar esta análise situacional, são realizados estudos epidemiológicos, estando eles divididos em **experimentais** e **não experimentais**. Um experimento é um conjunto de observações controladas, nas condições delimitadas por um cientista, para investigar um efeito sob o objeto estudado (ROTHMAN; GREENLAND; LASH, 2011).

Os estudos epidemiológicos permitem sistematizar as observações sobre a ocorrência das doenças, definir os critérios para mensurar e comparar os eventos em uma população, em populações distintas ou em subgrupos específicos de uma população, reconhecendo se há associação entre a ocorrência da doença e as características dessa população.

As observações sistematizadas geram os dados do estudo, logo, estes dados organizados são calculados e analisados proporcionando informações sobre a situação de saúde. As unidades de análise são os indivíduos que compõem o grupo a ser estudado e as variáveis são os atributos dessas unidades de análise que admitem variações. Por fim, os indicadores refletem os resultados das variáveis nas unidades de análise estudadas.

Conheça a seguir os tipos de estudos desenvolvidos em cada delineamento.

Estudos experimentais

Um experimento divide em grupos os participantes do estudo, e estes são expostos a tratamentos com agentes diferentes. Em um experimento simples, um grupo recebe um tratamento e o outro não. Preferencialmente, os dois grupos devem ser semelhantes, especialmente, em relação aos fatores de risco para a doença. Para a distribuição dos grupos, os pesquisadores utilizam a *randomização*, que é uma alocação aleatória, cada participante é direcionado a um grupo ou tratamento casualmente. A hipótese é a ideia que os pesquisadores buscam confirmar ou refutar com o resultado da pesquisa.

Os **ensaios clínicos** são experimentos com pacientes humanos. Geralmente, o objetivo do ensaio clínico é comprovar a cura de uma doença ou encontrar uma prevenção para complicações, tais como a morte, incapacidades e prejuízos na qualidade de vida. Todos os estudos com seres humanos precisam respeitar os preceitos éticos previstos na Resolução CNS 466/2012, sendo aprovados por um comitê de ética em pesquisa.

Exemplo

Um exemplo de ensaio clínico, pode ser a aplicação de uma dieta específica a um grupo de indivíduos que sofreu um infarto do miocárdio e um outro grupo, com a mesma característica, não ter a dieta controlada. A hipótese a ser validada seria o fator de proteção que essa dieta teria na prevenção de um segundo infarto nos pacientes.

Contudo, os **ensaios de campo** diferem dos ensaios clínicos, pois os participantes não são definidos pela presença da doença e, sim, por participarem de uma população em que é encontrada a doença no seu estágio inicial. Esse aspecto gera a necessidade de grupos maiores para a observação e de um tempo mais longo de análise. Como nos ensaios clínicos, os ensaios de campo também distribuem os grupos de observação de forma aleatória.

Já, a **intervenção comunitária** possui semelhanças com os ensaios de campo, porém, enquanto os ensaios de campo se ocupam com intervenções individuais (p. ex. vacinação de determinados indivíduos) a intervenção comunitária implementa ações de abrangência coletiva (p. ex. fluoração da água em determinado sistema de abastecimento de água).

Estudos não experimentais

Existem algumas limitações para a realização de estudos experimentais, tais como os altos custos e as barreiras éticas que limitam a experimentação em seres humanos. Superando esses detalhes, os estudos não experimentais atendem à maior demanda de produção de conhecimento epidemiológico. Eles estão divididos em dois tipos: estudo de coorte, também chamado de estudo de seguimento ou estudo de incidência e estudo caso controle.

No **estudo de coorte**, o pesquisador define dois ou mais grupos de pessoas que estão livres de doença, mas com diferentes intensidades de exposição a um fator de risco para o desenvolvimento. A observação, durante um determinado período de tempo, resulta no cálculo da incidência e das taxas de doenças em cada grupo do estudo, sendo comparadas essas medidas de ocorrência.

Link

Efeito independentemente do tipo de aleitamento, no risco de excesso de peso e obesidade, em crianças entre 12 e 24 meses de idade
Estudo de coorte desenvolvido por Contarato et al. (2016) que avaliou a importância do tipo de aleitamento e o excesso de peso em 435 crianças entre 12 e 24 meses, em Joinville, Santa Catarina. Os resultados evidenciaram que as crianças que não receberam aleitamento materno exclusivo apresentaram maior risco de desenvolver excesso de peso aos dois anos de idade, quando comparadas às crianças que receberam aleitamento materno exclusivo.

Esse é um exemplo de estudo de coorte cujos resultados fortalecem as políticas públicas de saúde desenvolvidas na área. Acesse o artigo na íntegra sobre a pesquisa no link a seguir.

https://goo.gl/mbHctY

Os **estudos de caso controle** iniciam com a determinação de uma população-alvo e a delimitação de um grupo para o estudo. Desse grupo são retirados os participantes para compor o grupo controle, que são os indivíduos que possuem as mesmas características e fatores de risco que o grupo inicial. Porém, o grupo controle não sofrerá intervenções, logo, poderão ser comparados os desfechos dos dois grupos.

Exercícios

1. A epidemiologia é uma ciência e como tal possui um objeto de estudo. Assinale a alternativa que apresenta esse objeto:
   a) Tratamentos clínicos para as doenças.
   b) Processo saúde-doença.
   c) Fatores de risco.
   d) Cura de doenças infecciosas.
   e) Controle de doenças crônicas.

2. Em determinado território, residem 132 crianças menores que 2 anos de idade. Segundo o registro no prontuário eletrônico da unidade básica de saúde, 27 crianças dessa faixa etária apresentaram diarreia no último ano. Assinale a alternativa que apresenta a taxa de incidência da doença em menores de 2 anos no último ano:
   a) 204,5 casos por 1.000 habitantes.
   b) 20,5 casos por 1.000 habitantes.
   c) 2045 casos por 100 habitantes.
   d) 204,5 casos por 100 habitantes.
   e) 2045 casos por 1.000 habitantes.

3. Assinale a alternativa que apresenta corretamente uma característica do estudo de coorte, que é um estudo epidemiológico não experimental:
   a) Os grupos de análise são compostos por indivíduos inicialmente saudáveis, expostos a fatores de risco com intensidades distintas.
   b) Os grupos de análise são compostos por indivíduos doentes e saudáveis, expostos igualmente a fatores de risco para o adoecimento.
   c) Este tipo de estudo é caracterizado pela comparação dos fatores de risco para o desenvolvimento da doença.
   d) Este tipo de estudo possui limitações por não possibilitar a comparação entre as incidências dos distintos grupos.
   e) Os experimentos realizados com seres humanos permitem a comparação entre tratamentos e o melhor desfecho para a doença.

4. A prevalência é uma medida de frequência de doenças. Assinale a alternativa que apresenta um fator que influencia no aumento da taxa de prevalência:
   a) A diminuição da incidência da doença.
   b) O aumento do número de óbitos em decorrência da doença.
   c) Ausência de tratamentos curativos.
   d) Migração de pessoas doentes a outros territórios.
   e) Diminuição da expectativa de vida.

5. Os estudos experimentais realizam observações em grupos humanos. Sobre esse tipo de estudo é correto afirmar:
a) O pesquisador escolhe os participantes do estudo e divide grupos de análise conforme características das variáveis a serem analisadas.
b) É o tipo de estudo mais frequente, realizado para compreender os efeitos das doenças na saúde da população.
c) Para o desenvolvimento de estudos experimentais existem rigorosos preceitos éticos que o pesquisador se compromete a respeitar.
d) É o tipo de estudo mais frequente, realizado por envolver menores custos para a coleta de dados.
e) Os estudos experimentais são aplicados na observação de pessoas que apresentam o diagnóstico de uma doença.

Referências

BRASIL. *Lei 8.080, 19 de setembro de 1990*. Dispõe sobre as condições para promoção, proteção e recuperação da saúde, a organização e o funcionamento dos serviços correspondentes e dá outras providências. Brasília, DF, 1900. Disponível em: <http://www2.camara.leg.br/legin/fed/lei/1990/lei-8080-19-setembro-1990-365093-normaatualizada-pl.pdf>. Acesso em: 19 out. 2018.

CONTARATO, A. A. P. F et al. Efeito independente do tipo de aleitamento no risco de excesso de peso e obesidade em crianças entre 12-24 meses de idade. *Cadernos de Saúde Pública*, v. 32, n. 12, e00119015, 2016. Disponível em: <http://www.scielo.br/pdf/csp/v32n12/1678-4464-csp-32-12-e00119015.pdf>. Acesso em: 19 out. 2018.

ORGANIZAÇÃO PAN AMERICANA DA SAÚDE; ORGANIZAÇÃO MUNDIAL DA SAÚDE. *Folha Informativa do Sarampo*. 2018. Disponível em: <https://www.paho.org/bra/index.php?option=com_content&view=article&id=5633:folha-informativa-sarampo&Itemid=1060>. Acesso em: 19 out. 2018.

ROTHMAN, K. J.; GREENLAND, S.; LASH, T. L. *Epidemiologia moderna*. 3. ed. Porto Alegre: Artmed, 2011.

ROUQUAYROL, M. Z.; GOLDBAUM, M. *Epidemiologia, história natural e prevenção de doenças*. 6. ed. Rio de Janeiro: Medsi, 2003.

Leitura recomendada

LOBO, L. S. C. et al. Tendência temporal da prevalência de hipertensão arterial sistêmica no Brasil. *Cadernos de Saúde Pública*, v. 33, n. 6, e00035316, 2017. doi: 10.1590/0102-311X00035316

Estrutura epidemiológica e causalidade

Objetivos de aprendizagem

Ao final deste texto, você deve apresentar os seguintes aprendizados:

- Reconhecer os conceitos epidemiológicos básicos de unicausalidade e multicausalidade, prevalência, incidência.
- Identificar a relação de causa e efeito em epidemiologia.
- Relacionar multicausalidade e fator de risco.

Introdução

Conhecer os fatores e mecanismos que causam as doenças é de grande interesse para a epidemiologia, pois, a partir desta compreensão, é que podem ser desenvolvidos métodos adequados para a prevenção, controle e tratamento das doenças. A estrutura epidemiológica busca, então, descrever os efeitos da interação entra as causas e os fatores de risco para o adoecimento.

Neste capítulo, você vai compreender de que forma a epidemiologia busca explicar esses elementos importantes, analisando conceitos fundamentais para a área, além de caracterizar a relação de causa e efeito, como também multicausalidade e fator de risco.

Unicausalidade e multicausalidade, prevalência e incidência

Para a prevenção e controle de doenças, é necessário entender quais são os fatores que, em interação, causam os eventos, agravos e doenças. Existem três modelos explicativos que auxiliam na compreensão desses fatores. Veja a seguir a estrutura explicativa de cada modelo (CARVALHO; PINHO; GARCIA, 2017):

- **Modelo ecológico:** trata a saúde dos seres humanos como resultado do equilíbrio entre o indivíduo/populações e o ambiente em que estão inseridos. Traz os conceitos de agente e hospedeiro como dependentes do ambiente. Quando ocorre a doença, significa que o equilíbrio do sistema foi quebrado. Veja a representação gráfica desse modelo na Figura 1.
- **Modelo de rede de causas:** a ocorrência da doença é explicada por vários fatores ou causas, que se apresentam de forma sequencial, por diferentes vias ou mecanismos, e que resultam no adoecimento. Este modelo apresenta a ideia de que as doenças são causadas por múltiplas causas.
- **Modelo sistêmico:** aborda o processo de adoecimento de modo "orgânico", relacionando todas as dimensões dos indivíduos, desde as biológicas até as dimensões vinculadas à estrutura da sociedade. As causas das doenças estão em diferentes níveis de organização, iniciando nas questões biológicas, como células e órgãos de um indivíduo, até chegar às questões sociais, que estão relacionadas à família e à sociedade. Este modelo traz uma visão mais holística do processo saúde-doença.

Fique atento

O que é causa? A causa de uma doença é um evento, uma condição ou uma característica necessária para o desenvolvimento de uma doença. Sem a ocorrência desse evento, a doença não teria acontecido ou não teria ocorrido até certo período de tempo.

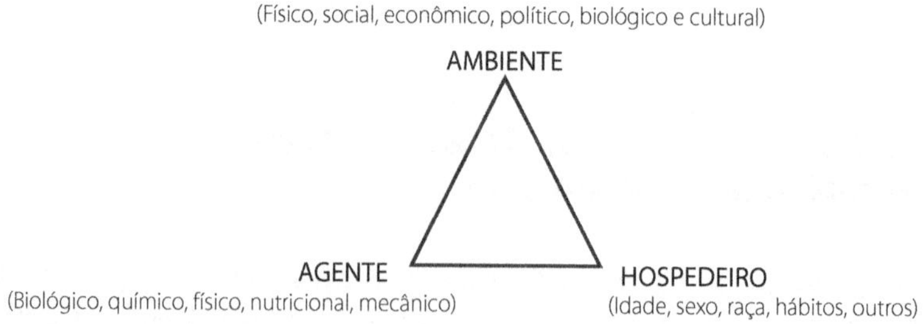

(Físico, social, econômico, político, biológico e cultural)
AMBIENTE

AGENTE — HOSPEDEIRO
(Biológico, químico, físico, nutricional, mecânico) — (Idade, sexo, raça, hábitos, outros)

Figura 1. O modelo ecológico para a explicação do surgimento das doenças trata do equilíbrio entre o ambiente, agente e hospedeiro. Quando ocorre um desequilíbrio entre esses fatores, há o desenvolvimento da doença.
Fonte: Adaptada de Carvalho, Pinho e Garcia (2017).

O modelo para a explicação do desenvolvimento de uma doença é chamado de **determinismo puro,** baseia-se em uma interação constante e única entre dois fatores. Por exemplo, com o uso de fatores A e B, haverá um modelo em que uma alteração nas condições de A gera alterações em B, e alterações em B interferem em A. Assim, este modelo remete à ideia de **unicausalidade.** Porém, com os avanços dos estudos epidemiológicos, é possível verificar que a ocorrência de um agravo ou doença não pode ser explicado e associado a uma única causa.

Tomando como base o conceito de **multicausalidade,** que envolve mecanismos de ação e interação de várias causas para um mesmo resultado, a doença, os pesquisadores Rothman e Grennland, em 1988, publicaram um estudo abordando os tipos de causas possíveis para um problema de saúde, sendo essas as causas denominadas **suficientes**, **componentes** e **necessárias** (ROTHMAN; GREENLAND; LASH, 2011).

Saiba mais

Causa suficiente: é um conjunto de eventos e condições mínimas que possibilitam a ocorrência da doença. Para a ocorrência de uma doença, pode haver diversos conjuntos de causas suficientes.
Causa componente: conjuntos de fatores desconhecidos ou parcialmente conhecidos, que interagindo, formam uma causa suficiente.
Causa necessária: é descrita como necessária quando uma causa componente está presente em todas as causas suficientes possíveis.

Para compreender as causas que levam ao desenvolvimento de um problema de saúde, é necessário conhecer com que frequência estas doenças se manifestam nas populações. O conhecimento da distribuição das doenças nas sociedades é realizado pela epidemiologia, por meio dos cálculos das medidas de frequência: prevalência e incidência.

A prevalência diz respeito ao número de casos existentes de uma doença em um determinado momento, já, a incidência se refere aos novos casos de uma doença que surgiram em determinado período de tempo.

Veja a seguir a forma de cálculo de cada uma dessas medidas de frequência:

$$\text{Prevalência} = \frac{\text{número de casos existentes da doença no período} \times \text{constante*}}{\text{total de pessoas expostas}}$$

$$\text{Incidência} = \frac{\text{novos casos da doença registradas no período}}{\text{total de pessoas expostas}} \times \text{constante} *$$

> **Saiba mais**
>
> **Constante** se trata de um múltiplo de 10 para a multiplicação e é empregado, de acordo com o tamanho da população estudada.

As medidas de frequência devem sempre ser apresentadas especificando o local, tempo e população. Sem a apresentação desses parâmetros, juntamente com o resultado de frequência, tornam-se números sem significado.

Relação causa e efeito

Como foram apresentadas, as medidas de frequência (prevalência e incidência) permitem à epidemiologia conhecer a distribuição da ocorrência das doenças. Contudo, por intermédio dessas medidas não é possível compreender os fatores que causaram o problema de saúde. Muitas vezes, estes fatores causais nem podem ser identificados total ou parcialmente, mas é viável saber que eles estão presentes pelos efeitos que causaram à saúde.

> **Fique atento**
>
> **Efeito** é entendido pelos epidemiologistas como o ponto final de um mecanismo causal, que identifica o desfecho ou resultado que cada causa produz na saúde humana.

A epidemiologia, então, se utiliza das medidas de associação ou medidas de efeito para verificar a existência de um fator de risco ou de proteção para uma determinada doença. Estas medidas de associação são expressões matemáticas de razão (divisão) e diferença (subtração). Assim, são calculados os **riscos relativos** e os **riscos atribuíveis**.

> **Saiba mais**
>
> **Risco** pode ser definido como a probabilidade da ocorrência de um evento adverso, em determinada população exposta a condições específicas, em um intervalo de tempo definido.

O **Risco Relativo** (RR) estima a importância de uma associação entre a exposição e a ocorrência da doença em um grupo de pessoas expostas ao risco e em outro grupo de pessoas não expostas. Ou seja, é possível estimar quantas vezes é mais provável que as pessoas expostas adoeçam do que as pessoas não expostas. Veja a fórmula de cálculo do RR:

$$RR = \frac{incidência\ nos\ expostos}{incidências\ nos\ não\ expostos}$$

Ou

$$RR = \frac{total\ de\ indivíduos\ expostos}{total\ de\ indivíduos\ não\ expostos}$$

Agora, você irá entender o significado do resultado do risco relativo:

- **Se o RR for igual a 1**, significa que a taxa de incidência da doença, nos grupos de expostos e não expostos, é igual e que não há associação entre a exposição com a ocorrência da doença.
- **Se o RR for maior que 1**, significa associação positiva da exposição com a ocorrência da doença.
- **Se o RR for menor que 1**, significa que há uma associação inversa da exposição com a ocorrência da doença, logo, a exposição se caracteriza como um fator protetivo para evitar a ocorrência da doença.

> **Exemplo**
>
> **Calculando o risco relativo**
> Considerando uma população de 6.200 pessoas, em que 2.300 indivíduos têm uma dieta balanceada e 3.900 indivíduos não têm o hábito alimentar balanceado. Assim,

> para conhecer o risco relativo da ocorrência de diabetes melito em indivíduos que se alimentam com uma dieta balanceada, em proporção a indivíduos que não se alimentam de forma balanceada, é feito o seguinte cálculo:
>
> $$RR = \frac{\text{total de indivíduos com dieta balanceada}}{\text{total de indivíduos sem dieta balanceada}}$$
>
> $$RA = \frac{2.300}{3.900} = 0,6$$
>
> O resultado do risco relativo indica que os indivíduos que têm uma dieta balanceada possuem menor risco de desenvolver diabetes melito quando comparados aos indivíduos que não apresentam uma dieta adequada.

O **Risco Atribuível** (RA) é uma medida de associação que informa sobre o efeito absoluto ou o excesso de risco da doença nos expostos. Ou seja, indica a probabilidade adicional que uma pessoa tem para desenvolver a doença por estar exposta ao fator. Veja a fórmula de cálculo do RA:

$$RA = \text{incidência nos expostos} - \text{incidência nos não expostos}$$

> **Exemplo**
>
> **Calculando o risco atribuível**
> Supondo que o risco de desenvolver câncer de pulmão, nos tabagistas, é de 0,3 e para os não tabagistas é de 0,05:
>
> $$RA = \text{incidência nos expostos} - \text{incidência nos não expostos}$$
>
> $$RA = 0,3 - 0,05 = 0,25s$$
>
> Este resultado significa que para 100 tabagistas, 30 desenvolvem o câncer de pulmão e, em 25, o adoecimento pode ser atribuído ao hábito de fumar.

Multicausalidade e fator de risco

De acordo com Luiz e Struchiner (2002), a associação entre a exposição a um agente causal e o desenvolvimento da doença para a definição dessa causa, tem sido a base da discussão e investigação da causalidade. A respeito do risco de desenvolver uma doença, como você já viu, trata-se da probabilidade de uma causa gerar um evento adverso durante um período de tempo.

Estas investigações consideram algumas variáveis de análise: a **variável dependente** corresponde à doença ou o evento. Já, a **variável independente** corresponde à causa. Elas podem estar associadas ou não, e ainda, quando estão associadas, podem ser positivas ou negativas.

Como você já aprendeu, as medidas de associação podem ser diferenças (subtração) ou razões (divisão). Agora, analise o Quadro 1 e entenda o processo matemático de associação das variáveis;

Um fator de risco é definido como sendo um fator que, estando presente, aumenta a probabilidade de a doença acontecer, porém, não pode ser definido como sendo a causa do evento adverso. Note que os fatores de risco são sempre evitáveis.

Saiba mais

Probabilidade é a tendência ou propensão para o desenvolvimento de um agravo ou doença, ela também mede o grau de certeza de que o evento adverso ocorrerá.

Os fatores de risco podem ser classificados em categorias e subcategorias distintas (MARTINS, 2018):

- **Fatores de risco endógenos:** indicam que o fator de risco tem origem no organismo da pessoa considerada em risco. Se tratam dos fatores genéticos e da predisposição familiar para o desenvolvimento da doença.
- **Fatores de risco exógenos:** indicam que o fator de risco é externo ao organismo da pessoa que está em risco. Estes fatores são subdivididos em grupos conforme a sua característica:
  a) **Biológicos:** microrganismos que geram doenças.
  b) **Químicos:** agentes químicos tóxicos, inclusive o abuso de álcool e o tabaco.
  c) **Físicos:** radiações com potencial para a saúde.
  d) **Psicossociais:** carga de trabalho excessiva, presenciar atos de violência doméstica etc.

Quadro 1. Tipos de associação entre as variáveis dependente e independentes

Variável dependente (doentes)	Variável independente PRESENTE (expostos)	Variável independente AUSENTE (não expostos)	Associação positiva (fator de risco)	Associação negativa (fator protetivo)	Não associação ente as variáveis
Sim	a	b	a − b > 0	a − b < 0	a − b = 0
Sim	a	b	a / b > 1	a / b < 1	a / b = 1

Fonte: Adaptado de Rothman, Greenland e Lash (2011).

Saiba mais

Fatores de risco para o desenvolvimento de doenças cardiovasculares
A maior parte das doenças cardiovasculares possui fatores de risco bem estabelecidos. Os mais frequentemente associados às doenças cardiovasculares são:
- colesterol (LDL) elevado;
- colesterol (HDL) diminuído;
- hipertensão arterial sistêmica (HAS);
- tabagismo;
- sedentarismo;
- diabetes melito (DM).

Exercícios

1. A causalidade é o ramo da epidemiologia que busca entender a associação entre a exposição de um agente causal e o desenvolvimento de uma doença. Sobre a multicausalidade é possível afirmar:
a) A ocorrência de uma doença, em geral, não está associada a uma única causa.
b) A doença é decorrente de um conjunto de causas, que somadas se tornam a única causa da doença.
c) A ocorrência de uma doença, em geral, está associada a uma única causa.
d) A multicausalidade afirma que doenças diferentes são motivadas pelas mesmas causas.
e) A doença é decorrente de causas que podem ser identificadas, definidas e calculadas.

2. As causas podem ser classificadas em: suficientes, componentes e necessárias. Assinale a alternativa que apresenta uma afirmação correta a respeito das causas suficientes:
a) A causa suficiente é composta por um fator suficiente para desencadear uma doença.
b) A causa suficiente é aquela que, em conjunto com outras ou isolada, causa a mesma doença.
c) É um conjunto de causas que está sempre presente para a ocorrência da doença.
d) Para cada doença é possível identificar uma causa suficiente que age de forma independente.
e) É um conjunto de eventos e condições mínimas que desencadeia a ocorrência de uma doença.

3. O risco de desenvolver bronquiolite em crianças expostas ao vírus sincicial respiratório (VSR) é de 0,5, enquanto que para as não expostas o risco é de 0,1. Então, o risco atribuível é igual a 0,4. Considerando esse resultado, assinale a

alternativa que corresponde ao significado desse resultado:
a) Significa que, em cada 100 crianças expostas ao VSR, 10 irão apresentar bronquiolite e que entre essas 10 crianças, em 4 a ocorrência da bronquiolite pode ser atribuída ao VSR.
b) Significa que, em cada 100 crianças expostas ao VSR, 50 crianças irão apresentar bronquiolite e que entre essas 50 crianças, em 40 a ocorrência da bronquiolite pode ser atribuída ao VSR.
c) Significa que, em cada 100 crianças expostas ao VSR, 10 crianças não irão desenvolver a bronquiolite.
d) Significa que, em cada 100 crianças expostas ao VSR, 50 crianças irão apresentar bronquiolite e que entre essas 50 crianças, em 10 a ocorrência da bronquiolite pode ser atribuída ao VSR.
e) Significa que, em cada 100 crianças expostas ao VSR, 100 irão apresentar bronquiolite atribuída ao VSR.

4. As medidas de frequência são utilizadas pela epidemiologia para conhecer a distribuição das doenças em determinadas populações e períodos de tempo. Sobre a incidência é correto afirmar:
a) A incidência mede o total de casos de uma doença na população, em um período de tempo.
b) A incidência identifica a associação entre a ocorrência da doença e sua causa.
c) A incidência mede os novos casos de uma doença acrescidos ao total de casos.
d) É uma medida, também, aplicada ao cálculo de medidas de associação.
e) É uma medida que identifica o risco de desenvolver a doença para cada causa de exposição.

5. Considerando os fatores de risco para o desenvolvimento de uma doença, é possível afirmar que idade, sexo e raça representam fatores de risco? Assinale a alternativa correta:
a) Não, pois, idade, sexo e raça não influenciam no desenvolvimento de doenças.
b) Sim, pois, idade, sexo e raça são fatores primordiais no desenvolvimento de doenças.
c) Não, pois, idade, sexo e raça são características que não podem ser modificadas nas pessoas.
d) Sim, pois, idade, sexo e raça são os fatores básicos e necessários para ocorrer a doença.
e) Sim, pois, idade, sexo e raça influenciam o curso da doença e são fatores que determinam o desfecho.

Referências

CARVALHO, C. A. de; PINHO, J. R. O.; GARCIA, P. T. (Org.) *Epidemiologia*: conceitos e aplicabilidade no Sistema Único de Saúde. São Luís: EDUFMA, 2017. Disponível em: <http://www.unasus.ufma.br/site/files/livros_isbn/isbn_epidemio01.pdf>. Acesso em: 19 out. 2018.

LUIZ, R. R.; STRUCHINER, C. J. *Inferência causal em epidemiologia*: o modelo de respostas potenciais. Rio de Janeiro: Editora FIOCRUZ, 2002. Disponível em: <http://books.scielo.org/id/p2qh6/pdf/luiz-9788575412688-04.pdf> Acesso em: 19 out. 2018.

MARTINS, A. A. B. et al. *Epidemiologia*. Porto Alegre: SAGAH, 2018.

ROTHMAN, K. J.; GREENLAND, S.; LASH, T. L. *Epidemiologia moderna*. 3. ed. Porto Alegre: Artmed, 2011.

Vigilância epidemiológica

Objetivos de aprendizagem

Ao final deste texto, você deve apresentar os seguintes aprendizados:

- Reconhecer a organização, a finalidade e a importância da vigilância epidemiológica.
- Identificar o que são doenças transmissíveis e não transmissíveis.
- Descrever a importância de estudos epidemiológicos para a prevenção de doenças.

Introdução

A vigilância epidemiológica, integrante do Sistema Único de Saúde (SUS) no Brasil, participa, ativamente, na formulação das políticas públicas de saúde, pois compõe o sistema responsável por gerar informações fundamentais para o planejamento das ações a serem implementadas pelos serviços de saúde.

Neste capítulo, você vai conhecer, de modo mais aprofundado, a vigilância epidemiológica na sua organização, finalidade e importância na prevenção, investigação e controle de doenças. Por meio de ações desenvolvidas para o conhecimento da ocorrência das doenças e a análise dos dados coletados, é possível compreender a situação da saúde de populações residentes em territórios determinados.

Vigilância epidemiológica: organização, finalidade e importância

A definição atual de vigilância epidemiológica, no Brasil, foi disposta na Lei Orgânica da Saúde (Lei 8.080/1990), em que consta o seguinte conceito:

[...] um conjunto de ações que proporciona o conhecimento, a detecção ou a prevenção de qualquer mudança nos fatores determinantes e condicionantes de saúde individual ou coletiva, com a finalidade de recomendar e adotar as medidas de prevenção e controle de doenças e agravos (BRASIL, 1990, documento on-line).

As ações de vigilância epidemiológica iniciaram no país no final do século XIX e início do século XX. Primeiramente, as ações foram influenciadas pelos interesses econômicos de mantar as cidades limpas e os trabalhadores saudáveis, controlando a transmissão de doenças infecciosas e parasitárias. Embora, estas ações fossem motivadas para aumentar os ganhos financeiros, tiveram um impacto positivo na população, porque esses eram os tipos de doenças mais frequentes na época.

Giovanella (2008) destaca a realização de um seminário no Rio de Janeiro, em 1973. Neste evento foi discutida a organização das ações de vigilância epidemiológica nos países da América Latina e Caribe. Contudo, essas ações ainda eram muito voltadas para a vigilância das doenças infectocontagiosas. Outro marco importante para a ampliação da atuação da vigilância foi a 8ª Conferência Nacional de Saúde, realizada no ano de 1986, durante o período da reforma sanitária brasileira. O evento foi importante não só para a vigilância epidemiológica, mas também, para motivar as discussões sobre as políticas públicas de saúde que alguns anos depois, resultou na criação do SUS.

A estrutura organizacional da vigilância epidemiológica está ligada ao Ministério da Saúde e é chamada de **Sistema Nacional de Vigilância Epidemiológica (SNVE)**. Este sistema atua em todo o território nacional desenvolvendo ações nos três níveis de poder (esferas de atuação): união, estados e municípios. Para conhecer as atribuições e responsabilidades do SNVE, em cada esfera, acompanhe o Quadro 1:

Quadro 1. Atribuições e responsabilidades do SNVE por esfera de poder

União	Estados	Municípios
Secretaria de Vigilância em Saúde do Ministério da Saúde (SVS/MS)	**Secretarias Estaduais de Saúde (SES)**	**Secretarias Municipais de Saúde (SMS)**
▪ Coordenação nacional das ações de vigilância e controle de doenças; ▪ Normatização técnica de sistemas e ações; ▪ Provimento de insumos estratégicos; ▪ Participação no financiamento das ações; ▪ Gestão dos sistemas de informação; ▪ Divulgação de informações e análises epidemiológicas; ▪ Promoção, coordenação e execução de pesquisas; ▪ Definição dos centros de referência nacionais do SNVE; ▪ Financiamento e execução de programas de capacitação para profissionais;	▪ Coordenação e supervisão das ações de prevenção e controle de doenças no âmbito do estado; ▪ Execução de ações de vigilância e controle de doenças, de forma complementar à atuação dos municípios; ▪ Assistência técnica aos municípios; ▪ Participação no financiamento das ações; ▪ Provimento, gestão e distribuição de insumos estratégicos; ▪ Gestão dos sistemas de informação, no âmbito estadual; ▪ Divulgação de informações e análises epidemiológicas; ▪ Capacitação de recursos humanos; ▪ Definição de centros de referência estaduais; ▪ Normatização técnica complementar a nível federal;	▪ Notificação compulsória de doenças, surtos e agravos inusitados; ▪ Investigação epidemiológica de casos notificados, surtos e óbitos por doenças específicas; ▪ Busca ativa de casos de notificação compulsória existentes em seu território; ▪ Realização de exames laboratoriais voltados ao diagnóstico das doenças de notificação compulsória e outras de interesse do SNVE, em articulação com as SES; ▪ Execução de todas as ações rotineiras de vigilância, prevenção e controle de doenças; ▪ Desenvolver ações e atividades especiais, considerando situações epidemiológicas particulares; ▪ Gestão dos sistemas de informação, no âmbito municipal;

(Continua)

(Continuação)

Quadro 1. Atribuições e responsabilidades do SNVE por esfera de poder

União	Estados	Municípios
Secretaria de Vigilância em Saúde do Ministério da Saúde (SVS/MS)	**Secretarias Estaduais de Saúde (SES)**	**Secretarias Municipais de Saúde (SMS)**
▪ Prestar assessoria técnica às SES e SMS; ▪ Fiscalização, supervisão e avaliação da execução das ações programadas; ▪ Coordenação da rede nacional de laboratórios de saúde pública.	▪ Fiscalização, supervisão e avaliação da execução das ações realizadas pelos municípios; ▪ Coordenação da rede estadual de laboratórios de saúde pública; ▪ Provimento de diagnóstico laboratorial das doenças de interesse do SNVE; ▪ Solicitar apoio à SVS, quando ocorrer problemas de saúde em seu território que ultrapassem a capacidade de resolução da SES.	▪ Repasse de informações epidemiológicas às SES; ▪ Participação no financiamento das ações de epidemiologia e controle de doenças; ▪ Gestão dos estoques municipais de insumos estratégicos, inclusive abastecimento das unidades executoras das ações; ▪ Solicitar apoio às SES, quando ocorrer problemas de saúde em seu território que ultrapassem a capacidade de resolução.

Fonte: Adaptado de Giovanella (2008, p. 803).

A vigilância epidemiológica tem grande importância na saúde dos seres humanos. Um dos seus propósitos mais relevantes é definir normas técnicas e indicar os procedimentos técnicos mais adequados à prevenção e ao controle de doenças. Estas normas precisam sempre ser atualizadas, pois, muitas doenças mudam rapidamente a sua forma de desenvolvimento, ou seja, para se ter normas atualizadas, é fundamental possuir dados atualizados.

O Sistema de Informação Nacional de Agravos de Notificação (Sinan) é o principal sistema de informação da vigilância epidemiológica. O Sinan é alimentado pelas notificações das doenças de notificação compulsória e, também, pela investigação da ocorrência dessas doenças. Todos os serviços de saúde, públicos e privados, de todo o território nacional, têm a responsabilidade de realizar as notificações.

Saiba mais

Outros sistemas de informação, que complementam os dados coletados pelo Sinan, são o Sistema de Informação de Mortalidade (SIM) e o Sistema de Informação Hospitalar (SIH).

O SIM tem como instrumento, para a coleta de dados, a Declaração de Óbito (DO), que informa sobre o perfil e as causas de todos os óbitos ocorridos no Brasil. Enquanto, que o SIH tem como instrumento, para recolhimento de informações, a Autorização de Internação Hospitalar (AIH), que contém os dados das internações realizadas no SUS, esclarecendo a doença que gerou a necessidade de internação hospitalar para tratamento.

Doenças transmissíveis e não transmissíveis

O SNVE desenvolve ações para identificar as doenças, com a finalidade de indicar as melhores intervenções para a prevenção e o controle. A atuação deste sistema não se limita às doenças infecciosas transmissíveis, mas, além dessas, o SNVE, tem como foco de atuação as Doenças e Agravos Não Transmissíveis (DANT), também chamadas de Doenças Crônicas Não Transmissíveis (DCNT), Veja a seguir, de forma específica, as atividades de vigilância para esses dois grupos de doenças.

Vigilância das doenças transmissíveis

O principal objetivo do SNVE, em relação às doenças transmissíveis, está em detectar a ocorrência da doença e implementar intervenções de resultados rápidos para interromper a cadeia de transmissão para outras pessoas, além de propor ações que previnam a ocorrência dessas enfermidades.

Assim, as doenças transmissíveis são aquelas causadas por agentes infecciosos específicos: bactéria, vírus, protozoário, helminto, fungo ou príon, ocorrendo após a transmissão de algum desses agentes, de uma pessoa ou animal infectado para um hospedeiro suscetível. Compreender este processo de transmissão é fundamental para o conhecimento e recomendações efetivas de prevenção e controle das doenças (DUNCAN et al., 2013).

Saiba mais

- **Agente:** são microrganismos que causam a infecção. Também, podem ser chamados de agentes etiológicos, agentes infecciosos ou agentes causais.
- **Reservatório:** local onde o agente vive e se multiplica. Este local pode ser em humanos, animais, plantas, solo ou uma combinação deles.
- **Hospedeiro:** é a pessoa que recebe o agente e, que se estiver suscetível, desenvolverá a doença.

Como mencionado, o Sinan é o principal sistema de informação da vigilância epidemiológica. Os profissionais e serviços de saúde devem estar atentos para detectar a ocorrência de doenças e realizar a notificação. Contudo, não são todos os agravos e doenças infecciosas que possuem a recomendação de notificação obrigatória. Existe uma **lista nacional de doenças e agravos de notificação compulsória**. Esta lista está implantada, no Brasil, desde 1978, quando foi publicado o Decreto nº 78.231, no dia 12 de agosto, sendo composta, na época, por 41 doenças.

A lista nacional de doenças e agravos de notificação compulsória é atualizada frequentemente, de acordo com o perfil epidemiológico do adoecimento no país. Os estados e municípios podem indicar outras doenças para somar à lista, conforme a realidade de cada território, considerando a extensão territorial e a diversidade entre as regiões do país. A última atualização da lista nacional foi publicada em 2016, na Portaria nº 204, de 17 de fevereiro, contemplando 48 doenças e agravos (BRASIL, 2016).

> **Fique atento**
>
> A lista nacional de doenças e agravos de notificação compulsória não é composta somente por doenças transmissíveis, contempla, também, alguns agravos de extrema importância e impacto na situação de saúde da população, como por exemplo, os itens a seguir:
>
> 1. a) Acidente de trabalho com exposição a material biológico;
>   b) Acidente de trabalho: grave
>   c) Acidente fatal em crianças e adolescentes.
>
> 35. Óbito:
>   a) Infantil;
>   b) Materno.
>
> 48. a) Violência doméstica e/ou outros tipos de violências;
>   b) Violência sexual e tentativa de suicídio.

Levando em consideração as doenças infecciosas presentes na lista, é possível destacar algumas patologias que permanecem na lista desde a sua criação:

- febre amarela;
- hanseníase;
- sífilis;
- tétano;
- tuberculose.

Logo, merecem evidência, também, as doenças que foram incluídas na última atualização:

- doença aguda pelo vírus zika;
- doença aguda pelo vírus zika em gestante;
- óbito com suspeita de doença pelo vírus zika;
- febre chikungunya;
- febre chikungunya em áreas sem transmissão;
- óbito com suspeita de febre chikungunya.

> **Link**
>
> Acesse a Portaria nº 204/2016 e conheça a lista nacional de doenças e agravos de notificação compulsória definida pelo Ministério da Saúde, além das orientações sobre as notificações.
>
> https://goo.gl/szGYnr

Vigilância das doenças e agravos não transmissíveis

As DANTs são responsáveis pela maior ocorrência de doenças e mortalidade no mundo. Nas Américas, três de cada quatro óbitos são causados por elas. Na realidade do Brasil, as principais DANTs são: **doenças cardiovasculares, câncer, doenças respiratórias crônicas e diabetes.** As doenças cardiovasculares aparecem em primeiro lugar nos dados gerais da população brasileira, porém, o câncer vem se demonstrando como um grande desafio para as políticas públicas de saúde. Em algumas cidades brasileiras, os óbitos por câncer já superaram as mortes causadas por doenças cardiovasculares (DUNCAN et al., 2013).

O predomínio das condições crônicas se deve ao processo de envelhecimento da população. Devido ao aumento da expectativa de vida e avanços tecnológicos, na área da saúde, as pessoas vivem mais tempo, contudo, isto não significa que vivam saudáveis. Em geral, a prevenção e o controle das doenças crônicas são mais desafiadores e complexos, pois envolvem muitos fatores de risco e hábitos de vida que desencadeiam o processo de adoecimento.

Desta maneira, as atividades da vigilância epidemiológica, em relação às DANTs, estão embasadas na verificação de dados secundários gerados nos sistemas de informação. Os dados, sobre a mortalidade de uma população, dizem muito sobre a maneira como esse grupo vive. Portanto, é possível fazer análises e indicar as principais causas de óbito para se procurar tratamentos mais efetivos e a prevenção do desenvolvimento de doenças ou das complicações. Por isso, o SNVE examina os dados coletados pelo SIM para essa finalidade.

Outros dados, utilizados para a análise da situação epidemiológica das doenças crônica no Brasil, são aqueles gerados pelo SIH. Por intermédio da avaliação e análises das informações das internações (causas, custos e tempo de permanência), é possível indicar os grupos prioritários para as intervenções de saúde pública. Pode-se, também, avaliar o impacto das ações de prevenção.

> **Saiba mais**
>
> **Dados secundários:** são aqueles coletados de um banco de dados já existente, ou seja, os dados não são coletados diretamente com as pessoas que adoecem. Por exemplo, informações sobre as principais doenças, que levam à necessidade de internação hospitalar, são coletadas de um banco que foi alimentado por um instrumento de coleta de itens, preenchido no momento da internação.

Estudos epidemiológicos e a prevenção de doenças

A vigilância epidemiológica estuda o processo de adoecimento nas populações humanas. Os resultados dessas análises geram coeficientes que indicam quais são as responsabilidades dos gestores do SUS para melhorar a situação de saúde das pessoas. Por meio do método epidemiológico de medidas de frequência e de associação, é viável planejar intervenções adequadas ao perfil de adoecimento da população.

> **Fique atento**
>
> - As **medidas de frequência** são aquelas realizadas para se conhecer a distribuição das doenças em determinada população e período de tempo. As medidas mais conhecidas são a prevalência e a incidência.
> - As **medidas de associação** são aquelas que identificam se há associação ou não de um fator de risco para o adoecimento. Existindo associação, ela pode ser negativa (causar a doença) ou positiva (proteger contra a doença). As medidas de associação mais comuns são o risco relativo e o risco atribuível.

Em relação à prevenção de doenças, o SNVE atua de forma consistente na área das doenças transmissíveis. O Brasil é visto como exemplo para a comunidade mundial pelo seu Programa Nacional de Imunização (PNI). Este programa teve início da década de 60, com a vacinação em massa da população contra varíola. A cooperação de todos os países resultou na erradicação da varíola no mundo, com o último caso registrado em 1977, na Somália.

Ainda, na década de 70, o PNI foi formulado e, também, implementado o calendário nacional de vacinação. O calendário é atualizado anualmente, contemplando a prevenção de doenças pela imunização de todas as pessoas, em todos os ciclos vitais. A vacinação se inicia com os recém-nascidos, indo até a população idosa. No ano de 2018, o PNI disponibiliza, para os serviços públicos de saúde, 19 tipos de vacinas.

A *Saúde do Viajante* é um programa desenvolvido pelo SNVE que orienta a respeito dos cuidados gerais de saúde necessários às pessoas que irão viajar para o Brasil e, daqui, para outros países, Dependendo da situação epidemiológica do local, algumas vacinas obrigatórias são exigidas. No Brasil, não é necessário comprovar a situação vacinal para a entrada no país, contudo, o Ministério da Saúde recomenda aos viajantes que se imunizem, previamente, contra a febre amarela, poliomielite, sarampo e rubéola, difteria e tétano. Na região sudeste, há sete centros de apoio à saúde do viajante.

Outro projeto desenvolvido pelo Ministério da Saúde e vinculado ao SNVE, em parcerias com organizações internacionais, é o *Projeto Vida no Trânsito*. O objetivo dele é intervir em dois grandes fatores de risco para acidentes de trânsito no Brasil: consumo de álcool pelos condutores e excesso de velocidade. Os acidentes de trânsito representam um grande problema de saúde pública, devido às altas taxas de mortalidade, de incapacidades e os altos custos do SUS com o tratamento e reabilitação das vítimas.

As ações de prevenção, voltadas para as DANTs, não estão tão consolidadas quanto as ações direcionadas às doenças transmissíveis, pelo SNVE. Contudo, o **plano de ações estratégicas para o enfrentamento das doenças crônicas não transmissíveis** é uma iniciativa importante para avanços nessa área. Como você pôde perceber, as DANTs representam o grupo de doenças mais frequentes no país por abranger grande parte da população, demonstrando que uma atenção especial precisa ser dada a essas doenças. Assim, o plano tem como objetivo a implementação de políticas efetivas para o controle das doenças crônicas e de seus fatores de risco.

As metas do plano, no Brasil, são as seguintes:

- Redução em 2% ao ano, da mortalidade prematura (entre 30 e 69 anos) por DCNT.
- Redução em 30%, da ocorrência do tabagismo.
- Aumento de 70% dos exames de mamografia em mulheres (entre 50 e 69 anos), realizados nos últimos dois anos.
- Aumento de 85% dos exames de papanicolau, em mulheres (entre 25 e 64 anos), realizados nos últimos três anos.

- Aumento de 10% da prática de atividade física no tempo livre.
- Contenção do crescimento da obesidade em adultos.
- Aumento de 10% no consumo recomendado de frutas e hortaliças.
- Redução em 10% do consumo abusivo de bebidas alcoólicas.

Segundo o Ministério da Saúde, as metas foram calculadas com base na população brasileira do censo do IBGE, de 2010, e nos resultados para esse mesmo ano, de cada um dos itens. A contenção do crescimento da obesidade, em adultos, é o único indicador que permanece como não alcançado. Os demais foram alcançados ou estão estabilizados.

O valor da obesidade, na população adulta, no Brasil, em 2010, era de 15,1%, subindo para 20,8% no ano de 2013, mas, reduzindo para 18,9%, em 2016. Esses dados, referentes à obesidade, revelam a urgência de políticas de prevenção às doenças crônicas, pois diversos estudos epidemiológicos, já encontraram a associação entre a obesidade e a alta mortalidade por doenças crônicas (BRASIL, 2018).

Exercícios

1. A vigilância epidemiológica no Brasil é responsabilidade do Sistema Nacional de Vigilância Epidemiológica (SNVE) vinculado à secretaria de vigilância em saúde, do Ministério da Saúde. Assinale a alternativa correta a respeito das atribuições do SNVE:
    a) As atribuições do SNVE estão centralizadas no Ministério da Saúde e são executadas por esse órgão competente.
    b) As atribuições do SNVE estão dispostas para cada esfera de poder: união, estados e munícipios.
    c) A busca ativa dos casos de doenças de notificação compulsória é uma atribuição da SNVE e é executada pelas secretarias estaduais de saúde.
    d) A notificação de doenças transmissíveis faz parte do SNVE, sendo realizada pelo Ministério da Saúde.
    e) As atribuições do SNVE estão divididas nas três esferas de poder, tendo todas as mesmas responsabilidades.

2. O Programa Nacional de Imunização (PNI) desenvolve ações de imunização no país desde a década de 70 e já alcançou resultados significativos na prevenção de doenças por vacina. Em relação à imunização, assinale a alternativa que apresenta afirmação correta:
    a) A imunização é uma ação importante na vigilância

epidemiológica, pois garante às pessoas a proteção imunológica contra certas doenças transmissíveis.
b) A imunização por vacinas é uma atividade importante para a prevenção de todas as doenças infecciosas.
c) A vacinação contra as doenças transmissíveis tende a ser extinta, pois a maioria dessas doenças estão controladas no Brasil.
d) A vacinação da população tem grande impacto na saúde pública e é lamentável que não existam indicadores para mostrar a importância dessa ação.
e) A erradicação de uma doença transmissível e não transmissível somente é possível pela imunização da população.

3. O aumento da expectativa de vida e o envelhecimento da população são fatores que aumentam o predomínio de doenças crônicas. O Brasil vivencia este cenário, em que as doenças crônicas representam a maior carga de morbimortalidade. Sobre as doenças crônicas não transmissíveis (DCNT), é possível afirmar:
a) O controle das DCNTs é complexo e dificultado pela não presença de proteção específica para essas doenças.
b) As medidas preventivas contra o câncer têm se mostrado efetivas pela redução de novos casos.
c) Entre as DCNTs que mais matam no Brasil estão as doenças cardiovasculares e o câncer.
d) São necessários maiores investimentos em pesquisa no Brasil para o desenvolvimento de tratamentos mais eficazes para a cura desse perfil de doença.
e) As DCNTs são desenvolvidas ao longo da vida das pessoas e só se manifestam após os 60 anos de idade.

4. O Sistema Nacional de Agravos de Notificação (Sinan) é alimentado pela notificação de doenças de constam definidas em uma lista nacional. Sobre a lista de doenças de notificação compulsória é correto afirmar:
a) A lista é composta pelas doenças transmissíveis com maior incidência no Brasil.
b) Cada estado define as doenças e agravos, segundo os problemas mais incidentes em seu território.
c) A lista é nacional, contudo, os municípios podem optar por não notificar as doenças que não são endêmicas em sua região.
d) A lista inclui tanto doenças transmissíveis quanto agravos de relevância para a saúde pública, como as violências e os acidentes de trabalho.
e) A lista é composta pelos agravos e doenças de notificação compulsória para os serviços públicos de saúde de todo o território nacional.

5. O Sistema de Informação de Mortalidade (SIM) é um sistema que gera dados importantes para a vigilância epidemiológica. De acordo com o SIM, no ano de 2017, foram registrados 32.615 óbitos por acidentes de trânsito. Considerando esse dado de mortalidade, assinale a alternativa correta:
a) O departamento nacional de trânsito e a Polícia Rodoviária

Federal devem intensificar as ações educativas com os condutores de veículos.
b) A mortalidade por acidentes de trânsito representa um importante problema de saúde pública a ser investigado e acompanhado pela vigilância epidemiológica.
c) A mortalidade por acidentes de trânsito não é acompanhada pela vigilância epidemiológica por não tratar de óbitos por doenças.
d) Esse dado de mortalidade está dentro do esperado, considerando-se que a população brasileira já ultrapassou os 200 milhões de habitantes.
e) A vigilância sanitária necessita intensificar as ações em relação ao consumo de álcool pelos condutores, porque se trata de um fator de risco para acidentes.

Referências

BRASIL. *Lei n.8.080, 19 de setembro de 1990.* Dispõe sobre as condições para promoção, proteção e recuperação da saúde, a organização e o funcionamento dos serviços correspondentes e dá outras providências. Brasília, DF, 1990. Disponível em: <http://www2.camara.leg.br/legin/fed/lei/1990/lei-8080-19-setembro-1990-365093-normaatualizada-pl.pdf>. Acesso em: 23 out. 2018.

BRASIL. Ministério da Saúde. *Portaria nº 204, de 17 de fevereiro de 2016.* Define a Lista Nacional de Notificação Compulsória de doenças, agravos e eventos de saúde pública nos serviços de saúde públicos e privados em todo o território nacional, nos termos do anexo, e dá outras providências. Brasília, DF, 2016. Disponível em: <http://bvsms.saude.gov.br/bvs/saudelegis/gm/2016/prt0204_17_02_2016.html>. Acesso em: 23 out. 2018.

BRASIL. Ministério da Saúde. *Vigilância de doenças crônicas não transmissíveis (DCNT).* 2018. Disponível em: <http://portalms.saude.gov.br/vigilancia-em-saude/vigilancia-de-doencas-cronicas-nao-transmissiveis-dcnt/plano-de-acoes-estrategicas-para-o-enfrentamento-das-doencas-cronicas-nao-transmissiveis-dcnt>. Acesso em: 23 out. 2018.

DUNCAN, B. B. et al. *Medicina ambulatorial*: condutas clínicas em atenção primária. 4. ed. Porto Alegre: Artmed, 2013.

GIOVANELLA, L. (Org.). *Políticas e sistemas de saúde no Brasil.* Rio de Janeiro: Fiocruz, 2008.

Leitura recomendada

ROTHMAN, K. J.; GREENLAND, S.; LASH, T. L. *Epidemiologia moderna.* 3. ed. Porto Alegre: Artmed, 2011.

UNIDADE 3

Notificação e investigação epidemiológica

Objetivos de aprendizagem

Ao final deste texto, você deve apresentar os seguintes aprendizados:

- Reconhecer as doenças e agravos à saúde passíveis de notificação compulsória no Brasil e os órgãos responsáveis pelo recebimento das informações.
- Identificar a importância da notificação compulsória de doenças.
- Descrever a relação da notificação compulsória com a investigação epidemiológica.

Introdução

A notificação e investigação epidemiológica são ações realizadas na área da vigilância em saúde, no Brasil, especificamente, pela vigilância epidemiológica. Para a efetivação destas ações, é necessária a participação dos profissionais de saúde, de estabelecimentos públicos e privados presentes em todo o território nacional.

Neste capítulo, você vai compreender de que forma a notificação de doenças e agravos, além da investigação de suas ocorrência influenciam e sustentam a tomada de decisão das autoridades de saúde para a prevenção, intervenções adequadas e controle das doenças que ameaçam a saúde da população.

Doenças e agravos de notificação compulsória no Brasil

A notificação de doenças e agravos à saúde é definida como a comunicação da sua ocorrência à autoridade sanitária, realizada por profissionais da saúde, em todo o território brasileiro, que atuam tanto em estabelecimentos públicos quanto nos privados. O objetivo da notificação é a implementação de medidas de intervenção adequadas e com a agilidade exigida para cada caso. Ela é a principal fonte de dados dos sistemas de vigilância epidemiológica.

No Brasil, a primeira lista nacional foi publicada pela Portaria nº 314/BSB, em 1976 e, desde então, vem sendo atualizada constantemente pelo Ministério da Saúde. A **lista nacional de notificação compulsória** de doenças, agravos e eventos de saúde pública, em vigor, foi publicada na Portaria nº 204, de 17 de fevereiro de 2016. Todas as condições descritas nela são de notificação compulsória, ou seja, obrigatória. Porém, estados e municípios podem incluir outros problemas de saúde que são importantes em suas localidades.

Note a importância de cada uma das doenças, agravos e eventos de saúde pública no bem-estar da população. Ainda, diante de casos suspeitos, é necessário realizar a notificação e investigação, mesmo que, posteriormente, aquele caso venha a não ser confirmado. Os profissionais não podem perder a oportunidade de notificar e, assim, gerar cuidados que protejam a saúde das populações.

Na Portaria nº 204/2016, além da listagem de situações que exigem a notificação, também, são apresentados os prazos para o envio dessa notificação à autoridade de saúde. Os profissionais e estabelecimentos devem seguir as orientações de notificação, de forma imediata ou semanal. Com isso, o Ministério da Saúde se responsabiliza em divulgar as informações epidemiológicas atualizadas, mantendo o sigilo de dados pessoais (BRASIL, 2016).

Saiba mais

Conceitos fundamentais para a compreensão da notificação compulsória no Brasil
Agravo: qualquer dano à integridade física ou mental do indivíduo, podendo ser causado por acidentes, substâncias nocivas, agressões ou lesões autoprovocadas.
Autoridades de saúde ou autoridades sanitárias: trata-se do Ministério da Saúde e das secretarias estaduais e municipais de saúde que são responsáveis pela vigilância em saúde de cada esfera de gestão do Sistema Único de Saúde (SUS).

Doença: enfermidade ou estado clínico que cause danos à saúde.
Epizootia: doença ou morte de animal que possa causar danos à saúde dos seres humanos.
Evento de Saúde Pública (ESP): situação de potencial ameaça à saúde pública, como surtos e epidemias, doenças e agravos desconhecidos/inusitados, bem como acidentes e desastres ambientais.
Notificação compulsória: comunicação obrigatória à autoridade de saúde, por profissionais de estabelecimentos de saúde públicos ou privados, sobre a ocorrência de suspeita ou caso confirmado de doença ou agravo presentes na lista nacional.
Notificação compulsória imediata: notificação realizada em até 24 horas, a partir da detecção da doença, agravo ou evento de saúde pública.
Notificação compulsória semanal: notificação realizada em até sete dias, a partir da detecção da doença ou agravo.
Notificação compulsória negativa: comunicação semanal realizada pelos estabelecimentos de saúde às autoridades informando que naquela semana epidemiológica não foi identificado nenhum agravo, doença ou evento de saúde pública.
Vigilância sentinela: modelo de vigilância realizada, a partir de estabelecimentos de saúde estratégicos para a vigilância de morbidade, mortalidade ou agentes infecciosos de interesse para a saúde pública.

Saiba mais

Conheça, a seguir, a lista nacional de notificação compulsória de doenças, agravos e eventos de saúde pública. Ela está em ordem alfabética e, entre parênteses, encontra-se a informação sobre o prazo de notificação. Atente para as siglas utilizadas: Ministério da Saúde **(MS)**, Secretaria Estadual de Saúde **(SES)** e Secretaria Municipal de Saúde **(SMS)** (BRASIL, 2016).

1. a) Acidente de trabalho com exposição a material biológico **(Semanal)**.
   b) Acidente de trabalho grave, fatal com crianças e adolescentes **(Imediata para a SMS)**.
2. Acidente por animal peçonhento **(Imediata para a SMS)**.
3. Acidente por animal potencialmente transmissor de raiva **(Imediata para a SMS)**.
4. Botulismo **(Imediata para o MS, SES e SMS)**.
5. Cólera **(Imediata para o MS, SES e SMS)**.
6. Coqueluche **(Imediata para a SES e SMS)**.
7. a) Dengue — Casos **(Semanal)**.
   b) Dengue — Óbito **(Imediata para o MS, SES e SMS)**.
8. Difteria **(Imediata para a SES e SMS)**.
9. Doença de Chagas aguda **(Imediata para a SES e SMS)**.
10. Doença de Creutzfeld-Jakob (DCJ) **(Semanal)**.
11. a) Doença invasiva por *Haemophilus influenza* **(Imediata para a SES e SMS)**.
    b) Doença meningocócica e outras meningites **(Imediata para a SES e SMS)**.

12. Doença com suspeita de disseminação intencional.
    a) Antraz pneumônico **(Imediata para o MS, SES e SMS)**.
    b) Tularemia **(Imediata para o MS, SES e SMS)**.
    c) Varíola **(Imediata para o MS, SES e SMS)**.
13. Doenças febris hemorrágicas emergentes/reemergentes.
    a) Arenavírus **(Imediata para o MS, SES e SMS)**.
    b) Ebola **(Imediata para o MS, SES e SMS)**.
    c) Marburg **(Imediata para o MS, SES e SMS)**.
    d) Lassa **(Imediata para o MS, SES e SMS)**.
    e) Febre purpúrica brasileira **(Imediata para o MS, SES e SMS)**.
14. a) Doença aguda pelo vírus Zika **(Semanal)**.
    b) Doença aguda pelo vírus Zika em gestante **(Imediata para a SES e SMS)**.
    c) Óbito com suspeita de doença pelo vírus Zika **(Imediata para o MS, SES e SMS)**.
15. Esquistossomose **(Semanal)**.
16. Evento de Saúde Pública (ESP) que constitua ameaça à saúde pública **(Imediata para o MS, SES e SMS)**.
17. Eventos adversos graves ou óbitos pós-vacinação **(Imediata para o MS, SES e SMS)**.
18. Febre amarela **(Imediata para o MS, SES e SMS)**.
19. a) Febre de chikungunya **(Semanal)**.
    b) Febre de chikungunya em áreas sem transmissão **(Imediata para o MS, SES e SMS)**.
    c) Óbito com suspeita de febre de chikungunya **(Imediata para o MS, SES e SMS)**.
20. Febre do Nilo Ocidental (FNO) e outras arbovireoreses de importância em saúde pública **(Imediata para o MS, SES e SMS)**.
21. Febre maculosa e outras riquetisioses **(Imediata para o MS, SES e SMS)**.
22. Febre tifoide **(Imediata para a SES e SMS)**.
23. Hanseníase **(Semanal)**.
24. Hantavirose **(Imediata para o MS, SES e SMS)**.
25. Hepatites virais **(Semanal)**.
26. Infecção pelo vírus da imunodeficiência humana ou da síndrome da imunodeficiência adquirida, do inglês *human immunodeficiency virus* (HIV) **(Semanal)**.
27. Infecção pelo HIV em gestante, parturiente ou puérpera e criança exposta ao risco de transmissão vertical **(Semanal)**.
28. Infecção pelo HIV **(Semanal)**.
29. Influenza humana produzida por novo subgrupo viral **(Imediata para o MS, SES e SMS)**.
30. Intoxicação exógena (por substâncias químicas, incluindo agrotóxicos, gases tóxicos e metais pesados) **(Semanal)**.
31. Leishmaniose Tegumentar Americana (LTA) **(Semanal)**.
32. Leishmaniose visceral **(Semanal)**.
33. Leptospirose **(Imediata para a SMS)**.
34. a) Malária na região amazônica **(Semanal)**.
    b) Malária na região extra amazônica **(Imediata para o MS, SES e SMS)**.
35. Óbito.
    a) Infantil **(Semanal)**.
    b) Materno **(Semanal)**.

36. Poliomielite por poliovírus selvagem **(Imediata para o MS, SES e SMS)**.
37. Peste **(Imediata para o MS, SES e SMS)**.
38. Raiva humana **(Imediata para o MS, SES e SMS)**.
39. Síndrome da rubéola congênita (SRC) **(Imediata para o MS, SES e SMS)**.
40. Doenças exantemáticas:
    a) Sarampo **(Imediata para o MS, SES e SMS)**.
    b) Rubéola **(Imediata para o MS, SES e SMS)**.
41. Sífilis:
    a) Adquirida **(Semanal)**.
    b) Congênita **(Semanal)**.
    c) Em gestante **(Semanal)**.
42. Síndrome da paralisia flácida aguda **(Imediata para o MS, SES e SMS)**.
43. Síndrome respiratória aguda grave (SRAG) associada a coronavírus.
    a) SARS-CoV **(Imediata para o MS, SES e SMS)**.
    b) MERS-CoV **(Imediata para o MS, SES e SMS)**.
44. Tétano:
    a) Acidental **(Imediata para a SMS)**.
    b) Neonatal **(Imediata para a SMS)**.
45. Toxoplasmose gestacional e congênita **(Semanal)**.
46. Tuberculose **(Semanal)**.
47. Varicela — Caso grave internado ou óbito **(Imediata para a SES e SMS)**.
48. a) Violência doméstica e/ou outras violências **(Semanal)**.
    b) Violência sexual e tentativa de suicídio **(Imediata para a SMS)**.

A importância da notificação compulsória

O Sistema de Informação Nacional de Agravos de Notificação (Sinan) é alimentado, basicamente, pelo instrumento de coleta de dados: a **ficha individual de notificação/investigação**. A ficha de notificação é preenchida em todos os casos suspeitos e confirmados da ocorrência de um agravo ou doença presente na lista nacional de notificação compulsória. Assim, a complementação com o preenchimento da ficha de investigação é realizada nos casos em que a doença ou agravo exija a investigação e nas ocorrências de surtos e epidemias.

Por meio da coleta de dados, com o uso desses instrumentos padronizados pelo Ministério da Saúde, é possível construir uma base de dados nacional que demonstre a situação epidemiológica, ou seja, as condições de saúde da população e distribuição das doenças e agravos. Por isso, eles são tão importantes, pois possibilitam o planejamento das ações de saúde com a definição das prioridades e avaliação das intervenções realizadas (GIOVANELLA, 2008).

A ficha individual de notificação é preenchida pelo profissional de saúde que detectou a ocorrência, suspeita do agravo ou doença de notificação compulsória. Se o estabelecimento de saúde não tiver recursos humanos para a digitação da ficha ou não tiver conectividade, ela poderá ser enviada para a Secretaria Municipal de Saúde. Todos os serviços de saúde e os profissionais do serviço de vigilância epidemiológica devem estar atentos ao cumprimento dos prazos para a notificação e a digitação das fichas (notificação imediata e notificação semanal).

O serviço de vigilância epidemiológica do município deve repassar um arquivo eletrônico contendo as notificações de todos os estabelecimentos públicos e provados do município para a Secretaria Estadual de Saúde (SES) semanalmente. Já, este órgão fará o envio do banco de dados, também, por meio eletrônico para o Ministério da Saúde quinzenalmente, conforme datas estabelecidas e divulgadas no início de cada ano para as SES.

Outro aspecto importante na transmissão desses dados, desde os estabelecimentos até a chegada ao Ministério da Saúde, é o preenchimento e envio do **formulário de notificação negativa**. Não enviar nenhum arquivo para a esfera hierárquica de gestão não significa que não houve notificações. Para se evitar gerar esta dúvida entre a ausência de casos de doenças notificáveis ou a ausência do envio do arquivo, se faz indispensável preencher uma notificação para registrar que não ocorreram casos (notificação negativa) e transmitir esse arquivo.

Fique atento

Caso o município deixe de enviar os arquivos eletrônicos, com as fichas individuais de notificação ou a notificação negativa, por um período igual ou maior que dois meses consecutivos, o Ministério da Saúde suspende o repasse financeiro da atenção básica (piso da atenção básica) para o município. Esta medida tem por objetivo evitar a subnotificação.

Particularmente, a ficha individual de investigação se trata de um roteiro para a investigação, ela possibilita conhecer os detalhes de cada caso, principalmente, para confirmar ou descartar a suspeita de uma doença. Existem, também, alguns outros instrumentos de coleta de dados específicos para a investigação de surtos e epidemias, bem como para o acompanhamento de tratamentos mais longos, como é o caso da hanseníase e tuberculose. O encerramento de uma notificação é realizada no final do tratamento com a alta, óbito, abandono de tratamento ou por mudança de município do paciente, entre outros motivos.

Link

Para cada agravo, doença e evento de saúde pública há um modelo padronizado de ficha de notificação/Investigação. Acesse o link a seguir para conferir a ficha de investigação de doenças exantemáticas febris (sarampo/rubéola) — (Parte frontal do formulário):

https://goo.gl/6Nk4Jc

(Parte posterior do formulário):

https://goo.gl/6Nk4Jc

Considerando, ainda, a situação de uma notificação/investigação de um caso de sarampo, a notificação compulsória é o ponto de partida para um processo de ações a serem realizadas em relação à doença, assim, se pode justificar a sua importância como uma etapa fundamental. Nesse caso, a notificação deve ser imediata à SMS. A partir disso, os profissionais devem realizar a investigação em até 48 horas. Outras ações para diagnóstico laboratorial e prevenção da disseminação da doença, entre os contatos que, também, devem ser realizados.

Agora, verifique na Figura 1 o resumo das etapas necessárias após a identificação de um caso suspeito de sarampo:

Fique atento

A transmissão do sarampo é direta, por intermédio de secreções liberadas pela pessoa infectada (tossir, espirrar, falar ou respirar). Os contatos dos casos suspeitos são aquelas pessoas que estiveram em ambientes fechados, como escolas, creches, clínicas, residências pequenas ou com aglomeração de moradores.

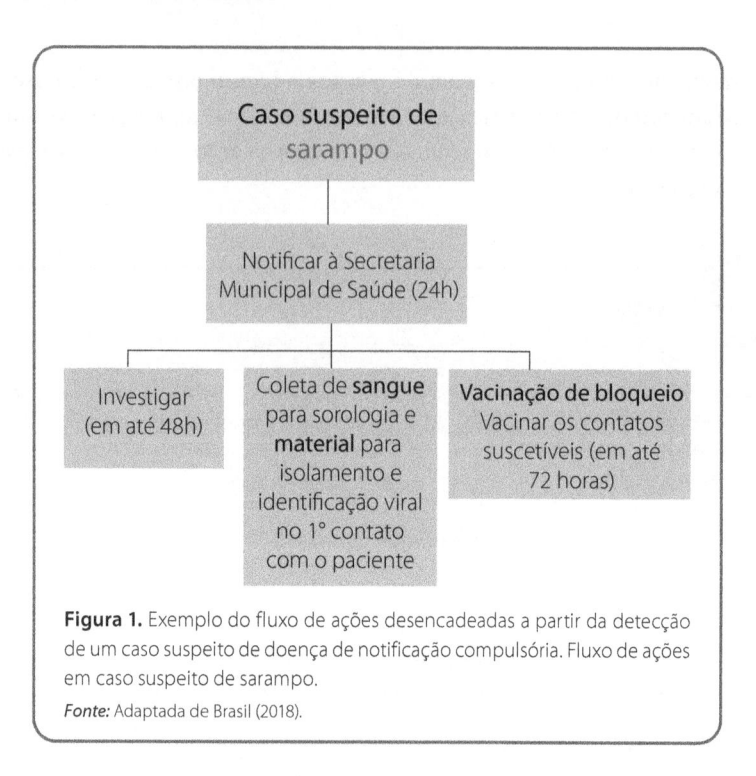

```
┌─────────────────────────────────┐
│      Caso suspeito de           │
│         sarampo                 │
└─────────────────────────────────┘
              │
┌─────────────────────────────────┐
│   Notificar à Secretaria        │
│   Municipal de Saúde (24h)      │
└─────────────────────────────────┘
    │           │            │
┌────────┐ ┌──────────┐ ┌──────────────┐
│Investigar│ │Coleta de │ │Vacinação de  │
│(em até  │ │ sangue   │ │  bloqueio    │
│  48h)   │ │para sero-│ │Vacinar os    │
│         │ │logia e   │ │contatos      │
│         │ │material  │ │suscetíveis   │
│         │ │para iso- │ │(em até       │
│         │ │lamento e │ │72 horas)     │
│         │ │identifi- │ │              │
│         │ │cação viral│ │              │
│         │ │no 1° con-│ │              │
│         │ │tato com o│ │              │
│         │ │paciente  │ │              │
└────────┘ └──────────┘ └──────────────┘
```

Figura 1. Exemplo do fluxo de ações desencadeadas a partir da detecção de um caso suspeito de doença de notificação compulsória. Fluxo de ações em caso suspeito de sarampo.
Fonte: Adaptada de Brasil (2018).

Procedimentos e condutas dentro do sistema de vigilância epidemiológica

Você já compreendeu a importância da notificação compulsória ser o ponto de partida de um processo de detecção, comunicação, investigação e intervenções. Devido à relevância dessa ação, a seleção das doenças que constam na lista nacional, deve ser rigorosamente avaliada e atualizada. Assim, a secretaria de vigilância do Ministério da Saúde segue cinco critérios para determinar quais doenças e agravos devem constar na lista. Acompanhe quais são eles (GIOVANELLA, 2008):

1. **Magnitude:** incidência ou prevalência das doenças.
2. **Potencial de disseminação:** poder de transmissão do agente causador da doença.
3. **Transcendência:** taxa de letalidade, relevância social e econômica.
4. **Vulnerabilidade:** instrumentos de prevenção e controle.

5. **Compromissos internacionais:** acordo internacional da Organização Mundial da Saúde (OMS) para controle, eliminação e erradicação de doenças ou agravos.

Para que as medidas de prevenção e controle de doenças tenham um maior impacto epidemiológico na população, é fundamental a **padronização** de procedimentos e condutas. São exemplos de padronização, a elaboração e divulgação de manuais, normas técnicas, entre outros. Além da definição de caso para cada doença, pois permite que todos os profissionais de saúde tenham clareza do que se trata o quadro suspeito a ser notificado.

Exemplo

No cabeçalho da ficha de notificação/investigação é apresentada, em destaque, dentro de uma caixa de texto, a identificação do caso suspeito. Considere o exemplo do tétano neonatal:
Caso suspeito: recém-nascido que nasceu bem, suga normalmente e que, entre o 2º e o 28º dia, após o nascimento, apresenta dificuldade para deglutir, irritabilidade e choro constante, independente, do estado vacinal da mãe, do local e das condições de parto.
Óbito por causa desconhecida em recém-nascido entre o 2º e o 28º dia de vida.

Avaliar, regularmente, o Sinan e o sistema de vigilância epidemiológica como um todo, se faz necessário. Por meio desta avaliação é que se torna possível identificar resultados positivos no combate às doenças transmissíveis e agravos, mas também verificar ações que devem ser corrigidas. A principal função da vigilância epidemiológica é acompanhar e informar com precisão a situação das enfermidades, tendências esperadas e impacto das ações de controle. Sendo assim, é utilizada, para avaliar esse sistema, a análise dos indicadores de morbidade e mortalidade. Os resultados dos indicadores demonstram os impactos sociais e econômicos das ações de vigilância, ou seja, número de vidas poupadas, casos prevenidos e custos de tratamento reduzidos.

> ### Saiba mais
>
> As avaliações dos sistemas de vigilância epidemiológica de doenças abrangem os seguintes indicadores (GIOVANELLA, 2008):
> - **Sensibilidade:** capacidade do sistema para detectar casos entre o total de casos ocorridos.
> - **Especificidade:** capacidade do sistema de excluir os *não casos*.
> - **Representatividade:** capacidade do sistema de se aproximar da totalidade de casos que ocorrem na população.
> - **Oportunidade:** rapidez com que o sistema detecta, notifica e investiga os casos.
> - **Simplicidade:** tem como princípio orientador oferecer facilidades para a operacionalização das ações e baixo custo.
> - **Flexibilidade:** capacidade de adaptação do sistema a novas situações epidemiológicas ou operacionais.
> - **Aceitabilidade:** sistema no qual indivíduos, profissionais ou organizações participam efetivamente.

Logo, apesar de ainda existirem algumas limitações na área da vigilância epidemiológica no Brasil, a prevenção de doenças transmissíveis vem se aprimorando e demonstrando ações efetivas no enfrentamento de diversos problemas de saúde. Como exemplo de algumas das metas que já foram alcançadas estão a eliminação do tétano neonatal, controle da difteria e raiva humana. Porém, existem alguns outros problemas, como a tuberculose e hanseníase, que ainda persistem e são considerados como desafios para a saúde pública.

Exercícios

1. No Brasil, a notificação compulsória não se restringe somente às doenças transmissíveis, estão incluídos, também, agravos e eventos de saúde pública. Em relação à notificação compulsória, é correto afirmar que:

a) Corresponde ao ato de comunicar a suspeita de uma doença ou agravo à autoridade sanitária responsável.

b) Corresponde ao ato de comunicar a suspeita e/ou a ocorrência de uma doença, agravo ou evento de saúde pública à autoridade sanitária responsável.

c) É o registro da ocorrência de uma doença que consta na lista nacional de notificação compulsória.

d) Corresponde ao ato de comunicar a ocorrência de uma doença, agravo ou evento de saúde pública à autoridade sanitária responsável, semanalmente.
e) É o registro da ocorrência de uma doença ou agravo transmissível à autoridade sanitária, diariamente.

2. A vigilância epidemiológica é responsável pela coleta e análise de dados da situação de saúde da população, além de divulgar informações atualizadas e precisas sobre o adoecimento. Sobre a investigação epidemiológica, assinale a alternativa que apresenta a afirmação correta:
a) A investigação epidemiológica tem o objetivo de conhecer os detalhes de cada caso de doença ou agravo notificado, cuja investigação seja obrigatória e, também, na ocorrência de surtos e epidemias.
b) A investigação epidemiológica se trata da investigação de todos os casos de agravos e doenças de notificação compulsória.
c) A notificação da ocorrência de uma doença ou agravo de notificação compulsória se trata da investigação epidemiológica.
d) A investigação epidemiológica é realizada pela autoridade sanitária para confirmar se as notificações realizadas pelos profissionais estão completas.
e) A investigação epidemiológica ocorre após a confirmação de determinada frequência de ocorrência da doença para compreender, assim, o que está levando ao adoecimento.

3. A notificação e investigação epidemiológica são as principais fontes de dados que alimentam o Sistema de Informação de Notificação Compulsória (Sinan). Assinale a alternativa correta:
a) O Sinan é um sistema de informação em saúde que contempla os casos suspeitos de doenças de notificação compulsória.
b) Os indicadores de morbidade e mortalidade são gerados a partir dos dados do Sinan.
c) O Sinan é o sistema de informação em saúde que consolida os dados de morbidade, mortalidade e internações no SUS.
d) As notificações compulsórias alimentam o banco de dados do Sinan, após a confirmação do diagnóstico e investigação.
e) O Sinan é o principal sistema de informação em saúde utilizado pela vigilância epidemiológica para a análise da morbidade brasileira.

4. A lista nacional de notificação compulsória contempla os agravos, doenças e eventos de saúde pública que deverão ser comunicados à autoridade sanitária. Um dos critérios importantes a ser respeitado, pelos profissionais e estabelecimentos de saúde, é a periodicidade do envio das notificações. Assinale a alternativa correta:
a) As notificações compulsórias devem ser enviadas, diariamente, para a secretaria municipal de saúde, que se responsabiliza pelo envio às outras esferas de gestão.

b) A periodicidade do envio das notificações compulsórias é relativa, pois depende da ocorrência dos casos de doenças e agravos.
c) A periodicidade de envio das notificações compulsórias para o ministério da saúde é diária, imediata, semanal e mensal.
d) As notificações compulsórias são enviadas, mensalmente, para a secretaria municipal de saúde, que envia para a secretaria estadual de saúde e, por fim, ao Ministério da Saúde.
e) As notificações compulsórias são classificadas como imediatas (enviar em até 24 horas após a detecção da doença ou agravo) e semanais (enviar em até sete dias).

5. Para avaliar o desempenho dos sistemas de vigilância, são analisados alguns indicadores de morbidade e mortalidade. Identifique a alternativa que corresponde a um resultado importante desta análise de indicadores.
a) O resultado econômico: redução da oferta de serviços de saúde.
b) O resultado assistencial: redução da oferta de tratamento adequado.
c) O resultado econômico: redução dos custos de tratamento devido à sua efetividade.
d) O resultado social: aumento da mortalidade.
e) O resultado vital: aumento da letalidade.

Referências

BRASIL. Ministério da Saúde. *Portaria nº 204, de 17 de fevereiro de 2016*. Define a Lista Nacional de Notificação Compulsória de doenças, agravos e eventos de saúde pública nos serviços de saúde públicos e privados em todo o território nacional, nos termos do anexo, e dá outras providências. Brasília, DF, 2016. Disponível em: <http://bvsms.saude.gov.br/bvs/saudelegis/gm/2016/prt0204_17_02_2016.html>. Acesso em: 24 nov. 2018.

BRASIL. Ministério da Saúde. *Sarampo*: causas, sintomas, diagnóstico, prevenção e tratamento. 2018. Disponível em: <http://portalms.saude.gov.br/saude-de-a-z/sarampo>. Acesso em: 24 nov. 2018.

GIOVANELLA, L. (Org.). *Políticas e sistemas de saúde no Brasil*. Rio de Janeiro: Editora Fiocruz, 2008.

Leituras recomendadas

BRASIL. Ministério da Saúde. Informações de Saúde TABNET. *Doenças e agravos de notificação de 2007 em diante (SINAN)*. [2018?]. Disponível em: <http://www2.datasus.gov.br/DATASUS/index.php?area=0203&id=29878153>. Acesso em: 24 nov. 2018.

BRASIL. Sistema de Informação de Agravos de Notificação. *Sarampo*. 2018. Disponível em: <http://portalsinan.saude.gov.br/sarampo>. Acesso em: 24 nov. 2018.

BRASIL. Sistema de Informação de Agravos de Notificação. *Tétano neonatal*. 2018. Disponível em: <http://portalsinan.saude.gov.br/tetano-neonatal>. Acesso em: 24 nov. 2018.

DUNCAN, B. B. et al. *Medicina ambulatorial*: condutas clínicas em atenção primária. 4. ed. Porto Alegre: Artmed, 2013.

Vigilância sanitária

Objetivos de aprendizagem

Ao final deste texto, você deve apresentar os seguintes aprendizados:

- Reconhecer a evolução histórica da vigilância sanitária no Brasil.
- Descrever as funções e os objetivos da vigilância em saúde.
- Identificar suas articulações com o estado, o mercado e o consumo de bens e serviços.

Introdução

A vigilância sanitária é caracterizada por suas ações de natureza essencialmente preventivas, que permeiam a promoção, prevenção, recuperação e reabilitação da saúde. Suas atividades surgiram de uma necessidade decorrente da própria saúde, especificamente, da propagação de doenças transmissíveis nos agrupamentos urbanos.

Os saberes e práticas da vigilância sanitária são advindos de diversas áreas do conhecimento, pode-se citar como exemplos, química, biologia, farmacologia, epidemiologia, sociologia, política, direito, economia política, administração pública, planejamento e gerência, biossegurança, bioética, entre outras.

Neste capítulo, você conhecerá o desenvolvimento histórico da vigilância sanitária no Brasil, as suas funções e objetivos, além de como a vigilância sanitária se articula com o estado, o mercado e o consumo de bens e serviços.

Evolução histórica da vigilância sanitária no Brasil

A vigilância sanitária apresentou, ao longo de sua evolução, um escopo de atuação pautado em ações normativas. Seu objeto de ação é o ambiente que, direta ou indiretamente, se envolve no processo de saúde-doença.

No Brasil, as primeiras ações voltadas para a vigilância sanitária se deram no contexto da chegada da corte portuguesa em 1808. Sua finalidade era efetuar o controle sanitário dos produtos que seriam comercializados e consumidos, além disso, controlar os estabelecimentos comerciais, combater a disseminação de doenças: as epidemias, resolver questões de saneamento e, também, fiscalizar o exercício profissional na área da saúde.

Sua atuação ficou melhor definida em 1832, com o código de posturas do Rio de Janeiro, que instituiu normas para o exercício da medicina e da farmácia, juntamente com o controle de medicamentos e de alimentos. Já, em 1889, foi regularizado o serviço da polícia sanitária nas administrações regionais mediante adoção de ações para impedir o desenvolvimento de epidemias.

Saiba mais

Uma das mais antigas práticas de saúde pública é a vigilância sanitária. Historicamente, suas ações estão associadas ao processo de regulação e fiscalização de produtos e serviços com o objetivo de promover a redução e a prevenção de riscos à saúde, tanto individual quanto coletiva.

Somente em 1914, é que se regulamentou a diretoria geral de saúde pública, com o foco em ações de vigilância e polícia sanitária nos portos, domicílios e lugares públicos. A partir disso, várias instituições foram criadas, muitas normas e legislações estabelecidas, gerando significativas mudanças em sua concepção, estrutura e forma de atuação como instituição.

Fique atento

No período compreendido entre a Primeira e a Segunda Guerra Mundial, ocorreu uma enorme evolução no âmbito da bacteriologia e terapêutica. Isto fez com que a vigilância sanitária fosse reestruturada e suas atribuições aumentaram.

A partir dos anos de 1970, é que a vigilância sanitária se apresentou com mais visibilidade ao setor da saúde, isto ocorreu no contexto da criação da Secretaria Nacional de Vigilância Sanitária durante o processo de reformulação do Ministério da Saúde.

Neste período, também que ocorreu a modificação da terminologia **fiscalização** para **vigilância**, o que promoveu um incremento no campo de ação da vigilância sanitária, visto que, até então, era destinado, basicamente, ao controle e punição.

Nos dias atuais, a vigilância sanitária encontra-se integrada à Agência Nacional de Vigilância Sanitária (Anvisa), que surgiu em 1999 e a colocou em outro patamar, passando a administrar as atividades concebidas para o Estado com o papel de protetor dos direitos do consumidor e como provedor das condições de saúde da população.

Quadro 1. Algumas datas importantes para vigilância sanitária do Brasil

1897	Criação da diretoria-geral de saúde pública.
1920	Criação do departamento nacional de saúde pública.
1923	Regulamento sanitário federal — Decreto nº 16.300.
1930	Criação do Ministério da Educação e Saúde Pública.
1942	Criação do Serviço Especial de Saúde Pública (SESP).
1953	Criação do Ministério da Saúde.
1961	Código Nacional de Saúde — separou a vigilância sanitária e a epidemiológica.
1976	Lei da Vigilância Sanitária — Lei 6.630.
1977	Lei nº 6.437 — dispôs sobre infrações à legislação sanitária federal.
1988	Constituição estabelecendo o Sistema Único de Saúde (SUS).
1990	Lei nº 8.080/90 do SUS.
1999	Criação da Agência Nacional de Vigilância Sanitária — Lei nº 9.782/99.
2000	Instituída a sigla Anvisa pela MP 2.134-29.

Fonte: Adaptado de Acosta (2012).

A Lei nº 8.080/90 art. 6º, define vigilância sanitária como conjunto de ações destinadas a eliminar, diminuir ou prevenir riscos à saúde e de intervir nos problemas sanitários decorrentes do meio ambiente, da produção e circulação de bens, como também da prestação de serviços de interesse de saúde, abrangendo:

> I — o controle de bens de consumo que, direta ou indiretamente, se relacionem com a saúde, compreendida todas as etapas e processos, da produção ao consumo;
> II — o controle da prestação de serviços que se relacionem direta ou indiretamente com a saúde. (BRASIL, 1990, documento on-line).

Trata-se de uma organização que integra o SUS, obedece aos princípios da universalização, integralidade das ações, participação da comunidade e dos princípios organizativos da descentralização, hierarquização com comando único em cada nível de governo. Sua função engloba ações como:

- eliminar, diminuir ou prevenir riscos à saúde, intervindo nos problemas sanitários decorrentes do meio ambiente, da produção e circulação de bens e da prestação de serviços de interesse da saúde;
- garantir o controle da qualidade de produtos e serviços prestados à população, por intermédio de ações integradas, considerando a amplitude do seu campo de atuação.

De acordo com a Lei Federal nº 9.782/99, que definiu o Sistema Nacional de Vigilância Sanitária (SNVS) e criou a Agência Nacional de Vigilância Sanitária (Anvisa), a atuação do SNVS foi dividido em três níveis de competência (BRASIL, 1999):

- **Vigilância sanitária da União:** tem como objetivo coordenar o SNVS, prestar cooperação técnica e financeira aos estados e municípios, além de executar ações de sua exclusiva competência (para as quais a União poderá contar com a cooperação dos estados ou municípios).
- **Vigilância sanitária do estado:** tem como finalidade coordenar, executar ações e implementar serviços de vigilância sanitária em caráter complementar às atividades municipais, prestando apoio técnico e financeiro aos municípios. Na execução de atividades de sua competência, o estado poderá contar com a cooperação dos municípios.

- **Vigilância sanitária dos municípios:** tem como propósito executar ações e implementar serviços de vigilância sanitária com a cooperação técnica e financeira da União e estados.

É importante ressaltar que os três níveis hierárquicos devem estar comprometidos na **capacitação dos recursos humanos** e na **organização dos serviços** para que o processo de descentralização seja bem articulado e efetivo.

A área de atuação da vigilância sanitária é bem extensa, pois a essência de sua função é a **proteção** e a **defesa da saúde individual e coletiva**. De forma resumida, é possível organizar a sua performance em três grandes grupos:

1. produtos: alimentos, medicamentos, cosméticos, saneantes e outros de interesse da saúde;
2. serviços de saúde e de interesse à saúde;
3. ambientes: incluído o do trabalho.

É perceptível que, ao longo do tempo, a área de atuação da vigilância sanitária passou por mudanças, agregou novos objetivos e funções. Seu campo de atuação ampliou e sua relação com a saúde pública é cada vez mais intensa. Entretanto, vale lembrar que as ações de controle sanitário vão além do setor da saúde.

Funções e objetivos da vigilância em saúde

A Portaria nº 1.378/2013 do Ministério da Saúde, em seu art. 2º, afirma que vigilância em saúde:

> [...] constitui um processo contínuo e sistemático de coleta, consolidação, análise e disseminação de dados sobre eventos relacionados à saúde, visando o planejamento e a implementação de medidas de saúde pública para a proteção da saúde da população, a prevenção e controle de riscos, agravos e doenças, bem como para a promoção da saúde. (BRASIL, 2013, documento on-line).

Para garantir a integralidade da atenção à saúde da população, as ações de vigilância em saúde são coordenadas com as demais ações e serviços desenvolvidos e ofertados pelo SUS. Tais ações são organizadas de modo que atinjam toda a população do Brasil, consistindo em práticas e processos de trabalho voltados para:

- a vigilância da situação de saúde da população, com a produção de análises que subsidiem o planejamento, estabelecimento de prioridades e estratégias, monitoramento e avaliação das ações de saúde pública;
- a detecção oportuna e adoção de medidas adequadas para a resposta às emergências de saúde pública;
- a vigilância, prevenção e controle das doenças transmissíveis;
- a vigilância das doenças crônicas não transmissíveis, dos acidentes e violências;
- a vigilância de populações expostas a riscos ambientais em saúde;
- a vigilância da saúde do trabalhador;
- vigilância sanitária dos riscos decorrentes da produção e do uso de produtos, serviços e tecnologias de interesse à saúde;
- outras ações de vigilância que, de maneira rotineira e sistemática, possam ser desenvolvidas em serviços de saúde públicos e privados, nos vários níveis de atenção, laboratórios, ambientes de estudo, trabalho e na própria comunidade.

A gestão das ações de vigilância em saúde é realizada nas esferas federal, estadual, municipal e do distrito federal, da seguinte forma:

- **Federal:** cabe ao Ministério da Saúde a gestão das ações de vigilância em saúde, no âmbito da União, à secretaria de vigilância em saúde a coordenação do SNVS e à Anvisa o comando do sistema de vigilância sanitária.
- **Estadual:** as secretarias estaduais de saúde coordenam o componente estadual dos SNVS e de vigilância sanitária, no âmbito de seus limites territoriais, de acordo com as políticas, diretrizes e prioridades estabelecidas.
- **Municipal:** as secretarias municipais de saúde coordenam o componente municipal dos SNVS e de vigilância sanitária, no âmbito de seus limites territoriais, de acordo com as políticas, diretrizes e prioridades estabelecidas.
- **Distrito Federal:** a coordenação dos SNVS e vigilância sanitária pelo Distrito Federal compreenderá, simultaneamente, as competências relativas a estados e municípios.

Observe na Figura 1 a representação da amplitude da vigilância em saúde:

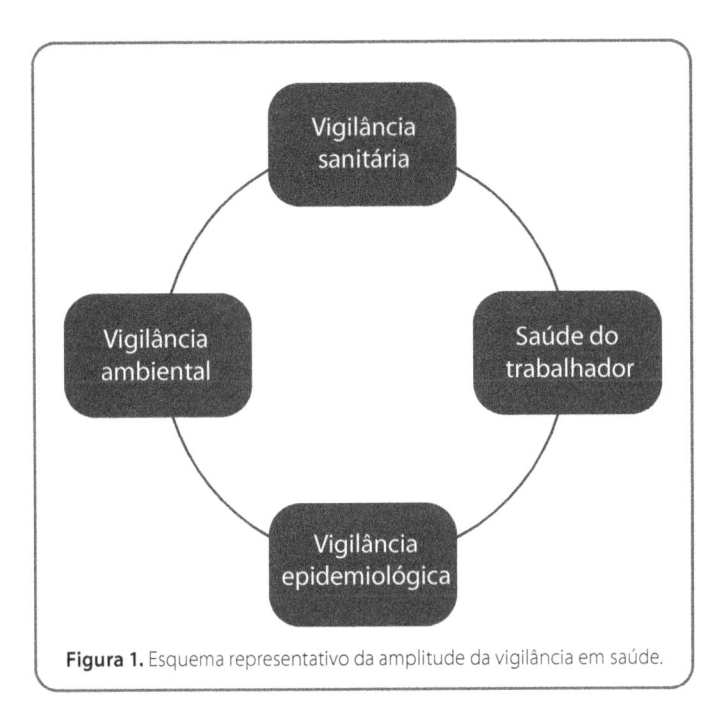

Figura 1. Esquema representativo da amplitude da vigilância em saúde.

Em julho de 2018, foi aprovada a Política Nacional de Vigilância em Saúde (PNVS). Trata-se de um documento norteador do planejamento das ações de vigilância em saúde. Nele contém definições claras de responsabilidades, princípios, diretrizes e estratégias que deverão ser seguidos. Esse fato merece destaque, porque é a primeira vez, na história do Brasil que se terá uma regulamentação para o planejamento das ações de vigilância em saúde.

A promoção do controle social, da formação e capacitação em vigilância para os profissionais da saúde do SUS, o desenvolvimento de estratégias para ações de educação, comunicação e mobilização social estão entre os principais avanços que a PNVS contempla.

> **Saiba mais**
>
> A 1ª conferência nacional de vigilância em saúde, ocorrida em julho de 2018, teve como objetivos a construção de uma política nacional de vigilância em saúde, a manutenção de direitos conquistados e a defesa de um SUS público, de qualidade para todos.

A finalidade da PNVS é definir os princípios, as diretrizes e as estratégias a serem observados pelas três esferas de gestão do SUS, para o promover o desenvolvimento da vigilância em saúde, com a intensão de viabilizar e proteger a saúde, prevenir doenças e agravos, assim como reduzir a morbimortalidade, vulnerabilidades e riscos decorrentes das dinâmicas de produção e consumo nos territórios.

A PNVS compreende a articulação dos saberes, processos e práticas relacionados à:

- vigilância epidemiológica;
- vigilância em saúde ambiental;
- vigilância em saúde do trabalhador;
- vigilância sanitária.

Além disso, articula-se com o conjunto de políticas de saúde, no âmbito do SUS, considerando a transversalidade das ações de vigilância em saúde sobre a determinação do processo saúde-doença. A PNVS tem efeito sobre todos os níveis e formas de atenção à saúde, abarcando:

- todos os serviços de saúde públicos e privados;
- estabelecimentos relacionados à produção e circulação de bens de consumo e tecnologias (que se relacionem direta ou indiretamente com a saúde).

A contribuição da PNVS, para a integralidade na atenção à saúde, estará presente em todas as instâncias e pontos da **rede de atenção à saúde do SUS**, por intermédio da articulação e construção conjunta de protocolos, linhas de cuidado e *matriciamento* da saúde, assim como, na definição das estratégias e dispositivos de organização, além dos fluxos da rede de atenção.

É um desafio enorme, visto que o Brasil é um país de vasta extensão territorial e possui grandes discrepâncias demográficas, econômicas e sociais entre suas regiões, o que se reflete no acesso aos serviços de saúde, resultando em perfis de morbidade e mortalidade particulares.

No entanto, com o objetivo de superar as desigualdades sociais e de saúde que existem no país e buscar a equidade na atenção, a PNVS deverá contemplar toda a população em território nacional, priorizando territórios, pessoas e grupos em situação de maior risco e vulnerabilidade.

A identificação destes riscos e vulnerabilidades se dará pela análise da situação de saúde local e regional, do diálogo com a comunidade, trabalhadores e outros atores sociais, tendo em conta as especificidades e singularidades culturais e sociais de cada território.

Um dos artigos da PNVS versa sobre a garantia de financiamento para assegurar os recursos tecnológicos necessários para efetivação de seus objetivos. Diante da diversidade de realidades encontradas Brasil à fora, a incorporação de tecnologias poderá colaborar em diferentes estratégias e ações para que o processo de coleta, consolidação e disseminação dos dados sobre os eventos relacionados à saúde sejam incorporados às ações de saúde pública tanto no âmbito de proteção da saúde da população quanto na prevenção e controle de riscos e agravos. Então, a PNVS surge como uma proposta diferente: sem foco na doença, mas sim na **prevenção** e **promoção da saúde**.

> **Link**
>
> Para conhecer na íntegra a política nacional de vigilância sanitária, leia a Resolução nº 588, de julho de 2008, disponível no link a seguir:
>
> https://goo.gl/gAk4go

Vigilância sanitária: articulações com o estado, mercado e o consumo de bens e serviços

O consumo crescente de mercadorias, bens e serviços, produtos de interesse sanitário, tecnologia médica e de saúde é uma das características mais marcantes das sociedades modernas. Este processo expõe a saúde do indivíduo, da coletividade e o meio ambiente a diversos riscos e danos, tornando as práticas da vigilância sanitária crescentemente relevantes.

De forma clara, a principal função da vigilância sanitária é atuar na prevenção, eliminação ou minimização do risco sanitário envolvido em suas áreas de atuação, promovendo e protegendo a saúde da população. Suas ações têm a finalidade de implementar concepções e atitudes éticas a respeito da qualidade das relações, dos processos produtivos, do ambiente e dos serviços.

No campo das relações e padrões de produção e consumo, se originam diversos problemas de saúde passíveis de interferência por parte da vigilância sanitária. Estes problemas podem ocasionar falhas ou defeitos em algum ponto da cadeia de produção e ilicitudes de fabricantes, comerciantes ou prestadores de serviços.

Há uma infinidade de riscos à saúde relacionados à produção e consumo, sendo assim, a vigilância sanitária deve adotar estratégias abrangentes e criativas, que proporcionem uma prática dinâmica e estratégica, capaz de se articular com o uso de instrumentos, tendo participação e controle social a fim de zelar pela saúde da coletividade.

Neste contexto, a necessidade de regulação das relações de produção e consumo se faz indispensável, visto que o consumidor ocupa uma posição de vulnerabilidade no cenário e, por isso, foram criados instrumentos para proteger a saúde de toda a coletividade.

Link

O Brasil, ao longo de sua história, passou por diversas mudanças que impactaram a sociedade, em termos de saúde pública. Também, a vigilância sanitária passou por mudanças e se reinventou em sua amplitude de atribuições, conforme as necessidades da sociedade. Acesse o livro *Fundamentos da Vigilância Sanitária* para ampliar seus conhecimentos acerca desse tema, disponível no link a seguir:

https://goo.gl/cHFVka

O modelo criado para regular tais relações, desenvolvido na vigilância sanitária ao longo dos anos, tem seu alicerce no poder de polícia, ou seja, aquele inerente ao Estado, que se concretiza na elaboração de normas jurídicas e técnicas. Outra forma de regulamentação, é por meio da fiscalização de seu cumprimento, que defende os interesses coletivos assegurados pelo Poder Judiciário.

Devido à natureza jurídico-política da prática da vigilância sanitária, a instrumentalização legal é condição para sua efetivação, isto pode ser verificado, por exemplo, nas normas técnicas, porque estas objetivam assegurar os princípios de saúde pública sem se perder da evolução tecnológico-científica. Em decorrência de seu papel regulador, essas ações representam uma importante possibilidade de articular os poderes governamentais, impulsionar a participação social e aperfeiçoar as relações sociais.

Com isso, a vigilância sanitária pode ser entendida como espaço um de interferência do Estado, com o propósito de adequar o sistema produtivo de bens e de serviços ao interesse sanitário, bem como os ambientes às demandas sociais e às necessidades do sistema de saúde.

> **Fique atento**
>
> As ações de controle sanitário nos portos, aeroportos e fronteiras visam a proteger não apenas a população dos riscos relacionados à circulação de mercadorias e pessoas, mas também proteger a agricultura e os rebanhos contra a introdução de doenças exóticas, que podem provocar enormes prejuízos econômicos e riscos à saúde das pessoas.

Na prática, como o consumo de produtos e serviços se relaciona com a vigilância sanitária? Esta conexão é bastante complexa devido à dificuldade de verificação, mensuração, análise, avaliação e administração da probabilidade de ocorrência de um evento que cause danos à saúde.

Além disso, as ações da vigilância sanitária são desenvolvidas por profissionais de diversas áreas e sua forma de gestão é desenvolvida nos três níveis político-administrativos: federal, estadual, municipal. Nas esferas federal e estadual são realizadas a supervisão, normatização, avaliação, suporte técnico e, de forma suplementar, a execução. Na esfera municipal é realizada a execução total da atividade.

Evidentemente, há diferenças nas esferas administrativas, assim como na realidade socioeconômica, cultural, demográfica e sanitária de cada região ou local de execução das atividades. Sendo assim, a gestão das atividades é um grande desafio. Logo, requer profissionais qualificados e de diversas áreas do conhecimento, atualização constante, recursos políticos e infraestrutura adequada, inclusive laboratorial.

Outro ponto relevante para esta discussão, é o direito do cidadão/consumidor à informação sobre riscos e benefícios dos objetos sob vigilância sanitária. Ações educativas são utilizadas para comunicar e promover a saúde. Elas são consideradas elemento fundamental para lidar com as questões atuais do risco sanitário, vastamente relacionadas às questões ambientais que intervêm na qualidade de vida das pessoas (LUCCHESE, 2001).

A vigilância sanitária, além de fiscalizar produtos e serviços, também analisa as estratégias mercadológicas, como por exemplo propagandas, divulgando informações adequadas e relevantes com o objetivo de diminuir as divergências entre informações e promover uma ação mais ativa do cidadão no âmbito dos seus direitos.

Em 2012, visando a otimização dos recursos disponíveis para as atividades de controle da Anvisa, as atividades de fiscalização de propaganda foram incorporadas à área de verificação do comércio de produtos sujeitos à vigilância sanitária. Assim, o monitoramento e a fiscalização do mercado de propaganda passaram a ser realizados de maneira unificada, com regras e legislação específicas para cada segmento: alimento, medicamento, produtos para saúde, entre outros. Vale lembrar que há, inclusive, um canal específico para denúncias relacionadas às propagandas.

Desta forma, a regulação sanitária, sobre o mercado e consumo de bens e serviços, é uma vertente de grande significado para saúde pública, pois além de avaliar e controlar (mediante acompanhamento), ela pode monitorar nas situações de risco e nos processos, a qualidade dos produtos, identificando risco iminente ou virtual de agravos à saúde. Com isso, a vigilância sanitária gerencia os resultados de sua atuação e desenvolve ações capazes de provocar impacto positivo na qualidade de vida das pessoas.

Exemplo

A vigilância sanitária atua na fiscalização de alimentos, medicamentos, cosméticos, saneantes, equipamentos para diagnóstico e tratamento de doenças, serviços médicos e hospitalares dentre muitas outras. Suas atividades abrangem todos os segmentos de produção e mercado direta ou indiretamente relacionados à saúde. Suas funções têm sido ampliadas diante da complexidade e amplitude do perfil de consumo atual.

Exercícios

1. A vigilância sanitária é caracterizada por ações de promoção, prevenção, recuperação e reabilitação da saúde. Suas atividades surgiram da necessidade decorrente da própria saúde, especificamente, da propagação de doenças transmissíveis nos agrupamentos urbanos. Quando se deu as primeiras ações voltadas para a vigilância sanitária no Brasil?
   a) Em 1808, no contexto da chegada da corte portuguesa ao Brasil.
   b) Em 1999, com a promulgação da Lei Federal nº 9.782/99.
   c) Em 1988, com a criação e implementação do SUS.
   d) Não há uma determinação exata de quando isso ocorreu.
   e) Desde a antiguidade tais ações são implementadas como são conhecidas.

2. A vigilância sanitária apresentou, ao longo de sua evolução, um escopo de atuação pautado em ações normativas. Seu objeto de ação é o ambiente que, direta ou indiretamente, se envolve no processo de saúde-doença. Essencialmente, como é caracterizada a natureza das ações da vigilância sanitária?
   a) Intervencionista.
   b) Preventiva.
   c) Educativa.
   d) Estatística.
   e) Acusativa.

3. A organização da vigilância sanitária passou por diversas mudanças, ao longo da história do país, e sofreu influência das políticas de saúde pública implementadas. Sobre a vigilância sanitária no Brasil, assinale a alternativa correta:
   a) Trata-se uma organização que integra o SUS, entretanto, não obedece aos seus princípios, como a universalidade e integralidade.
   b) Trata-se uma organização externa ao SUS, por isso, não obedece aos seus princípios, como a universalidade e integralidade.
   c) Trata-se uma organização que integra o governo federal, por isso, não obedece aos princípios do SUS, como a universalidade e integralidade.
   d) Trata-se uma organização que integra o SUS, entretanto, obedece apenas aos princípios de universalidade e integralidade.
   e) Trata-se uma organização que integra o SUS, portanto, obedece aos seus princípios, como a universalidade e integralidade.

4. Por que o intenso processo de produção de bens e serviços expõe a saúde do indivíduo, da coletividade e o meio ambiente a diversos riscos e danos? Assinale a alternativa correta:
   a) Porque, no âmbito das relações sociais de produção e consumo, se originam diversos problemas de saúde que não podem ser resolvidos por parte da vigilância sanitária.
   b) Porque, no âmbito das relações sociais de produção e consumo, se originam diversos problemas de saúde

passíveis de interferência por parte da vigilância sanitária.
c) Porque não há a necessidade de regulação das relações de produção e consumo, visto que o consumidor pode garantir a qualidade dos produtos comercializados.
d) Porque foram criados instrumentos para proteger a saúde de toda a coletividade pelo Poder Judiciário.
e) Porque não há a necessidade de regulação das relações de produção e consumo, visto que problemas de saúde não são comuns nesta esfera.

5. A área de atuação da vigilância sanitária é bem extensa, pois a essência de sua função é a proteção e a defesa da saúde individual e coletiva nos aspectos que permeiam a saúde de forma direta ou indireta.

A respeito da vigilância sanitária no Brasil, assinale a alternativa correta:
a) A vigilância sanitária atua na fiscalização de alimentos, medicamentos, cosméticos, saneantes, entre outros.
b) A vigilância sanitária atua na fiscalização de alimentos, medicamentos, cosméticos e saneantes, apenas.
c) A vigilância sanitária atua na fiscalização de alimentos, medicamentos, distribuição de renda, saneantes, entre outros.
d) A vigilância sanitária atua na fiscalização de dinheiro público, medicamentos, cosméticos, saneantes, entre outros.
e) A vigilância sanitária atua na fiscalização de escolas, medicamentos, cosméticos, saneantes, fronteiras, entre outros.

Referências

ACOSTA, L. M. W. Vigilância sanitária. *Unasus*, 2012. Disponível em: <http://ares.unasus.gov.br/assetstore/11/10/20/111020802786249144022452531540071719025>. Acesso em: 11 out. 2018.

BRASIL. *Lei n. 8.080, de 19 de setembro de 1990*. Dispõe sobre as condições para a promoção, proteção e recuperação da saúde, a organização e o funcionamento dos serviços correspondentes e dá outras providências. Brasília, DF, 1990. Disponível em: <https://www.planalto.gov.br/ccivil_03/LEIS/L8080.htm>. Acesso em: 11 out. 2018.

BRASIL. *Lei nº 9.782, de 26 de janeiro de 1999*. Define o Sistema Nacional de Vigilância Sanitária, cria a Agência Nacional de Vigilância Sanitária, e dá outras providências. Brasília, DF, 1999. Disponível em: <http://www.planalto.gov.br/ccivil_03/LEIS/L9782.htm>. Acesso em: 11 out. 2018.

BRASIL. *Portaria n. 1378, de 09 de julho de 2013*. Regulamenta as responsabilidades e define diretrizes para execução e financiamento das ações de Vigilância em Saúde pela

União, Estados, Distrito Federal e Municípios, relativos ao Sistema Nacional de Vigilância em Saúde e Sistema Nacional de Vigilância Sanitária. Brasília, DF, 2013. Disponível em: <http://www.aids.gov.br/pt-br/legislacao/portaria-no-1378-de-09-de-julho-de-2013>. Acesso em: 11 out. 2018.

LUCCHESE, G. A. *Globalização e regulação sanitária*: os rumos da vigilância sanitária no Brasil. 2001. 245 f. Tese (Doutorado)- Curso de Escola Nacional de Saúde Pública, Fundação Oswaldo Cruz, Rio de Janeiro, 2001.

Leituras recomendadas

COSTA, E. A. (Org.). *Vigilância sanitária e proteção da saúde*. 1998. Tese (Doutoramento)- Faculdade de Saúde Pública, Universidade de São Paulo, São Paulo, 1998.

COSTA, E. A.; FERNANDES, T. M.; PIMENTA, T. S. A vigilância sanitária nas políticas de saúde no Brasil e a construção da identidade de seus trabalhadores (1976-1999). *Ciência & Saúde Coletiva*, v. 13, n. 3, p. 995-1004, jun. 2008. Disponível em: <http://www.scielo.br/pdf/csc/v13n3/21.pdf>. Acesso em: 11 out. 2018.

MAIA, C. S. *Inserção da vigilância sanitária na política de saúde brasileira*. 2012. 199 f. Tese (Doutorado em Ciências da Saúde)- Universidade de Brasília, Brasília, DF, 2012. Disponível em: <http://repositorio.unb.br/bitstream/10482/11476/1/2012_ChristianeSantiagoMaia.pdf>. Acesso em: 11 out. 2018.

ROZENFELD, S. (Org.). *Fundamentos da vigilância sanitária*. Rio de Janeiro: FIOCRUZ, 2000.

WALDMAN, E. A. Os 110 anos de vigilância em saúde no Brasil. *Epidemiologia e Serviços de Saúde*, v. 21, n. 3, p. 365-366, set. 2012. Disponível em: <http://scielo.iec.gov.br/pdf/ess/v21n3/v21n3a01.pdf>. Acesso em: 11 out. 2018.

Instrumentos de ação da vigilância sanitária

Objetivos de aprendizagem

Ao final deste texto, você deve apresentar os seguintes aprendizados:

- Identificar as ações de vigilância sanitária no Brasil.
- Reconhecer o papel da Agência Nacional de Vigilância Sanitária (Anvisa) e o Sistema de Notificações em Vigilância Sanitária (Notivisa).
- Descrever o processo de notificação compulsória de doenças.

Introdução

A vigilância sanitária é definida pela Lei Orgânica da Saúde como um conjunto de ações capazes de eliminar, diminuir ou prevenir riscos e problemas decorrentes do meio ambiente, da produção e da circulação de bens e serviços de interesse da saúde. É evidente a sua importância no âmbito da prevenção e controle de riscos relacionados à saúde da população, suas ações são operacionalizadas de forma descentralizada, em todo o território brasileiro.

Na esfera estadual, são 27 órgãos de vigilância sanitária referentes às secretariais estaduais de saúde que coordenam os sistemas estaduais e também as principais ações de fiscalização do sistema nacional, além disso, prestam cooperação técnica aos municípios. Na esfera municipal, é realizada a coordenação, regulação complementar e execução das ações locais de vigilância sanitária.

Neste capítulo, você vai conhecer as ações de vigilância sanitária no Brasil, distinguir o papel dos dois principais órgãos reguladores em saúde e compreender o processo de notificação compulsória das doenças.

Ações de vigilância sanitária no Brasil

O conceito, que define a vigilância sanitária como um conjunto de ações capazes de eliminar, diminuir ou prevenir riscos e problemas decorrentes do meio ambiente, da produção e da circulação de bens e serviços de interesse da saúde, é resultado de sua ampla área de atuação, com a responsabilidade de interferir nos riscos e problemas sanitários derivados dos processos de produção e consumo de bens, da prestação de serviços de interesse da saúde ou do ambiente.

A seguir, foram elencados alguns exemplos de atuação da vigilância sanitária:

- controle de alimentos, bebidas, águas envasadas, embalagens, aditivos alimentares, limites de contaminantes orgânicos, resíduos de agrotóxicos e de medicamentos veterinários;
- controle de produção de medicamentos de uso humano, suas substâncias ativas e demais insumos, processos e tecnologias;
- garantir a seguridade de cosméticos, produtos de higiene pessoal e perfumes;
- controle e segurança na produção de saneantes destinados à higienização, desinfecção ou desinfestação em ambientes domiciliares, hospitalares e coletivos;
- regulamentação de conjuntos, reagentes e insumos destinados a processos de diagnóstico;
- controle de equipamentos e materiais médico-hospitalares, odontológicos, hemoterápicos e de diagnóstico laboratorial ou por imagem;
- segurança em todos os processos que envolvem imunobiológicos e suas substâncias ativas, sangue e hemoderivados;
- regulamentação e segurança de procedimentos que evolvem órgãos, tecidos humanos e veterinários para uso em transplantes ou reconstituições;
- regulamentação para o uso de radioisótopos para uso diagnóstico *in vivo*, radiofármacos e produtos radioativos utilizados em diagnóstico ou terapia;
- regulamentação de cigarros, cigarrilhas, charutos e qualquer outro produto fumígero, derivado ou não do tabaco;
- regulamentação e segurança de quaisquer produtos que envolvam a possibilidade de risco à saúde, obtidos por engenharia genética, por outro procedimento ou, ainda, submetidos a fontes de radiação;

- regulamentação de serviços voltados para a atenção ambulatorial, seja de rotina ou de emergência, os realizados em regime de internação, os de apoio diagnóstico e terapêutico, bem como aqueles que impliquem incorporação de novas tecnologias;
- regulamentação de serviços de interesse da saúde, como: creches, asilos para idosos, presídios, cemitérios, salões de beleza, cantinas e refeitórios escolares, academia de ginástica, clubes etc;
- regulamentação de instalações físicas, equipamentos, tecnologias, ambientes e procedimentos envolvidos em todas as fases dos processos de produção dos bens e produtos submetidos ao controle e fiscalização sanitária, incluindo a destinação dos respectivos resíduos.

Fique atento

A vigilância sanitária de serviços e de interesse da saúde tem como finalidade verificar e promover a aderência às normas e aos regulamentos técnicos vigentes, avaliar as condições de funcionamento e identificar possíveis riscos e os danos à saúde dos pacientes, dos trabalhadores e ao meio ambiente (BRASIL, 2011).

Para conseguir alcançar seus objetivos, a vigilância sanitária se organizou como um sistema nacional que atua colaborativamente. A criação do Sistema Nacional de Vigilância Sanitária (SNVS) descentralizado, constituído pelo órgão federal, pelos estados e municípios, resultou no deslocamento do poder político e decisório (OLIVEIRA; DALLARI, 2011).

Entre as ações de vigilância sanitária, se pode citar: normatização, registro, cadastramento, licenciamento, autorização de funcionamento, fiscalização, monitoramento dos produtos e serviços, monitoramento do mercado, monitoramento de publicidade, investigação de surtos e agravos, orientação e educação, além do atendimento de denúncias relacionadas aos processos de produção e consumo de bens, da prestação de serviços de interesse da saúde ou do ambiente.

As ações citadas podem ser desenvolvidas nas três esferas públicas, de acordo com a competências de cada uma e seus objetivos. Veja no Quadro 1 alguns exemplos:

Quadro 1. Ações de vigilância sanitária

Ações	Responsabilidade	Objeto	Objetivo
Normatização	Anvisa, Estados, DF Municípios	Estabelecimentos de saúde e de interesse da saúde e o processo de trabalho.	Estabelecer regras para padronização de atividades e de objetos específicos, com o objetivo de prevenir, minimizar e eliminar riscos à saúde da população e dos trabalhadores, como também ao meio ambiente.
Monitoramento do mercado	Anvisa	Preços dos produtos no mercado.	Acompanhar os preços dos produtos no mercado.
Investigação de surtos e agravos	Anvisa, Estados, DF Municípios	Surtos ou agravos à saúde relacionados ao consumo de alimentos, medicamentos, utilização de serviços e tecnologias de saúde relacionados aos ambientes e aos processos de trabalho.	Identificar agente causador ou origem de eventos danosos, adotar medidas de controle e preventivas.

(Continua)

(Continuação)

Quadro 1. Ações de vigilância sanitária

Ações	Responsabilidade	Objeto	Objetivo
Atendimento a denúncias	Anvisa, Estados, DF Municípios	Reclamações de cidadãos envolvendo os produtos, serviços, ambiente, condições de trabalho etc.	Identificar os problemas nos serviços ou os desvios de qualidade, adulterações e outros problemas relacionados aos produtos, com adoção de medidas de correção e controle.

Com o objetivo de fortalecer e consolidar o SNVS, foi criado um instrumento político de organização, o Plano Diretor de Vigilância Sanitária (PDVISA). Por favorecer o processo sistemático de tomada de decisão, é considerado, também, um instrumento de planejamento. Apresenta um conjunto de diretrizes estratégicas para nortear os meios para superação dos principais problemas notados na vigilância sanitária, constituindo-se como um instrumento global e estratégico de gestão para transformação do contexto sanitário nacional (BRASIL, 2007). O PDVISA fortalece o SNVS e concretiza sua integração com o Sistema Único de Saúde (SUS). Estes são os cinco eixos de atuação do PDVISA:

- Eixo 1 — Organização e gestão do SNVS;
- Eixo 2 — Ação regulatória: vigilância de produtos, serviços e de ambientes;
- Eixo 3 — A vigilância sanitária no contexto de atenção integral à saúde;
- Eixo 4 — Produção do conhecimento, pesquisa e desenvolvimento tecnológico;
- Eixo 5 — Construção da consciência sanitária: mobilização, participação e controle social.

Vale dizer que, além do PDVISA, a vigilância sanitária tem como referencial, para suas ações, a análise da situação de saúde do país, que orienta a definição de prioridades. Estas são expressas em objetivos e metas, com foco em resultados.

As responsabilidades e compromissos que são assumidos pelas esferas de governo em relação à vigilância sanitária passam a compor planos de ação, nos quais são contemplados o detalhamento das ações a serem realizadas em cada território, a definição da alocação dos recursos financeiros para a área, e os instrumentos de monitoramento e avaliação necessários à sua execução (BRASIL, 2007).

O papel da Anvisa e o Notivisa

O papel da Anvisa está diretamente relacionado à proteção da saúde, porém, um de seus maiores desafios é estabelecer a avaliação de riscos, principalmente, dos produtos para a saúde associados a novas e emergentes tecnologias.

Alguns problemas, relacionados aos produtos sob vigilância sanitária, tornam possível a ocorrência de agravos à saúde, sequelas ou mesmo a morte dos usuários ou dos profissionais da saúde envolvidos com a operação, manuseio ou aplicação desses produtos. Os eventos adversos (EA) e as queixas técnicas (QT) estão entre os problemas sanitários decorrentes do uso de produtos em estabelecimentos de assistência em saúde, veja como são definidos:

- EA: qualquer efeito não desejado, em humanos, decorrente do uso de produtos sob vigilância sanitária.
- QT: alteração ou irregularidade de um produto ou empresa relacionada a aspectos técnicos ou legais e que poderá ou não causar danos à saúde individual e coletiva.

Diante da possibilidade de os produtos sob vigilância sanitária causarem danos aos usuários, foi estabelecido a monitorização da produção e do uso, com o objetivo de conhecer a característica e planejar ações preventivas relacionadas à diminuição dos riscos. Estas atividades fazem parte das atribuições da Anvisa.

A Portaria nº 1.660, de 22 de julho de 2009, instituiu o Sistema de Notificação e Investigação em Vigilância Sanitária (VIGIPÓS), no âmbito do SNVS, como parte integrante do SUS (BRASIL, 2009). O Notivisa é a ferramenta do VIGIPÓS, desenvolvido pela Anvisa, previsto na portaria supracitada para receber as notificações de EA e QT relacionadas aos produtos de saúde, com a finalidade de fortalecer a vigilância do pós-uso e pós-comercialização dos produtos sob vigilância sanitária.

O que deve ser notificado no âmbito das QT?

Suspeitas de:

- produto sem registro;
- empresa sem autorização de funcionamento;
- produto falsificado;
- desvio de qualidade.

E no âmbito dos EA, o que notificar?

Suspeitas de:

- eventos adversos decorrentes do uso de produtos sob vigilância sanitária;
- reação adversa ao uso de medicamentos;
- erros de medicação que causaram ou não danos à saúde do paciente – quase erro (problemas na prescrição, dispensação, preparo ou administração de medicamentos);
- evento adverso decorrente do uso de artigo médico-hospitalar ou equipamento médico hospitalar;
- reação transfusional decorrente de uma transfusão sanguínea;
- evento adverso decorrente do uso de um produto cosmético;
- evento adverso decorrente do uso de um produto saneante.
- Observe no Quadro 2 os tipos de ocorrência recebidas:

Quadro 2. Notivisa: notificações

O Notivisa recebe notificações de EA e QT relacionadas a:
Medicamento
Vacina e imunoglobulina
Artigos médico-hospitalares
Equipamentos médico-hospitalares
Produtos para diagnóstico de uso *in vitro*
Uso de sangue e outros componentes

(Continua)

Quadro 2. Notivisa: notificações

O Notivisa recebe notificações de EA e QT relacionadas a:
Cosméticos, produtos de uso pessoal ou perfume
Saneantes
Agrotóxico

Assim, as informações recebidas pelo Notivisa servem para:

- subsidiar o SNVS na identificação de reações adversas ou efeitos não desejados dos produtos;
- aperfeiçoar o conhecimento sobre os efeitos dos produtos e, quando indicado, alterar recomendações sobre seu uso e cuidados;
- promover ações de proteção à saúde pública por meio da regulação de produtos comercializados no País.

Saiba mais

Nem toda notificação gera uma medida sanitária, seja ela regulatória ou não. Muitas vezes, é necessário um conjunto de notificações para que as informações geradas sejam consistentes a ponto de desencadear ações por parte do SNVS. Por isso, é importante comunicar sempre que houver suspeita de um incidente, evento adverso ou queixa técnica.

As notificações podem ser oriundas de casos confirmados ou suspeitos de incidentes, eventos adversos e queixas técnicas. Após o envio da notificação, o notificante é informado sobre o seu recebimento pelo SNVS.

Terão acesso à notificação: o próprio notificante, a Anvisa e vigilâncias sanitárias municipal e estadual. Ao receber a notificação, o componente responsável do SNVS analisa a notificação de acordo com a gravidade, previsibilidade (se o evento era esperado ou não), relação causal entre o evento descrito e o produto e, além disso, o risco associado ao EA/QT.

Depois disso, várias ações podem ser adotadas pelo SNVS, como:

- o agrupamento das notificações até que mais informações (ou outras notificações) sejam recebidas;
- abertura de processo de investigação;
- realização de inspeções nos estabelecimentos envolvidos;
- coleta de amostras para análise fiscal;
- elaboração e divulgação de alertas e informes;
- alteração nas bulas/rótulos dos produtos;
- restrição de uso ou comercialização;
- interdição de lotes ou cancelamento de registro, dentre outras.

> **Link**
>
> Acesse o link a seguir para abrir o manual do usuário para a operação do Notivisa — Módulo Notificação.
>
> https://goo.gl/CvikNB

Importante lembrar que as notificações enviadas são mantidas sob sigilo. Se necessário, o SNVS entrará em contato com o notificador para o esclarecimento de dúvidas, obtenção de informações adicionais ou acompanhamento dos desdobramentos do caso notificado.

Notificação compulsória de doenças

A notificação compulsória de doenças tem sido, historicamente, a principal fonte da vigilância epidemiológica. As Doenças de Notificação Compulsória (DNC) são aquelas que constam na lista de doenças e agravos de notificação compulsória e podem ser de âmbito mundial, nacional, estadual e municipal. Estas doenças exigem medidas eficazes para sua prevenção e controle devido à gravidade e o potencial para provocar surtos e epidemias.

> **Link**
>
> Acesse o link a seguir para conferir a lei que define a lista nacional de notificação compulsória de doenças, agravos e eventos de saúde pública nos serviços de saúde públicos e privados em todo o território nacional.
>
> https://goo.gl/Z1heAe

A relação das DNC nacionais passou por modificações, ao longo do tempo, em função de novas ações instituídas para controlar problemas específicos de saúde. Nesta lista, constam as doenças de interesse sanitário para o país.

Abaixo estão elencadas algumas especificidades relacionadas às doenças que influenciam as normas de notificação:

- mudanças no perfil epidemiológico;
- impacto dos resultados de ações de controle;
- recursos científicos e tecnológicos disponíveis.

Além disso, essas normas devem se adequar a:

- tempo e espaço;
- características e distribuição das doenças;
- conteúdo de informações requeridos;
- critérios de definição de casos;
- periodicidade da transmissão dos dados;
- modalidade de notificação;
- representatividade das fontes de notificação.

Quando for necessário realizar alteração na lista de DNC do estado ou do município, os respectivos responsáveis deverão consultar o documento resultante do processo de discussão da revisão desta lista nacional, o informe epidemiológico do SUS, publicado pelo Centro Nacional de Epidemiologia (CENEPI).

Veja abaixo, os critérios aplicados no processo de seleção para notificação de doenças (BRASIL, 2009):

- **Magnitude:** doenças com elevada frequência, que afetam grandes contingentes populacionais, que se traduzem pela incidência, prevalência, mortalidade e anos potenciais de vida perdidos.
- **Potencial de disseminação:** expresso pela transmissibilidade da doença, possibilidade de sua disseminação por vetores e demais fontes de infecção, colocando sob risco outros indivíduos ou coletividades.
- **Transcendência:** definido por um conjunto de características apresentadas por doenças e agravos, de acordo com sua apresentação clínica e epidemiológica, sendo as mais importantes: a severidade (medida por taxas de letalidade, hospitalizações e sequelas); a relevância social (custo de diagnóstico e tratamento).
- **Vulnerabilidade:** referente à disponibilidade de instrumentos específicos de prevenção e controle, permitindo a atuação concreta e efetiva dos serviços de saúde com relação a indivíduos ou coletividades.
- **Compromissos internacionais:** firmados pelo governo brasileiro, no âmbito de organismos internacionais como a Organização Pan Americana da Saúde (OPAS) e a Organização Mundial da Saúde (OMS), que visam a empreender esforços conjuntos para o alcance de metas continentais ou, até, mundiais de controle, eliminação ou erradicação de algumas doenças.
- **Regulamento sanitário internacional:** as doenças que estão definidas como de notificação compulsória internacional são incluídas, obrigatoriamente, nas listas nacionais de todos os países membros da OPAS/OMS.
- **Epidemias, surtos e agravos inusitados:** todas as suspeitas de epidemia ou de ocorrência de agravo inusitado devem ser investigadas e imediatamente notificadas aos níveis hierárquicos superiores, pelo meio mais rápido de comunicação disponível.

Exemplo

Um exemplo de como os compromissos internacionais podem influenciar na seleção de doenças para compor a lista das DNC: a erradicação da poliomielite vem alcançando a meta de eliminação em vários países das Américas. Este cenário poderia justificar a exclusão da patologia da lista de doenças de notificação. Entretanto, os países membros da OPAS firmaram o compromisso de aumentar a sensibilidade do sistema de vigilância da poliomielite, acrescentando a notificação das paralisias flácidas agudas, devido à possibilidade de reintrodução do *poliovírus* selvagem nesses lugares, vindo de outros continentes em que continua circulante.

A compulsoriedade da notificação significa que todo profissional de saúde ou responsáveis pelos serviços públicos e privados de saúde, que prestam assistência ao paciente, têm o dever de comunicar a ocorrência de algum caso suspeito ou confirmado de doença ou agravo à saúde que esteja na relação de notificação compulsória.

Entretanto, vários fatores contribuem para que essa determinação não seja integralmente cumprida. Um destes fatores é o desconhecimento, apresentado tanto por profissionais de saúde, quanto dos demais cidadãos, sobre a importância e os usos da notificação.

Vale ressaltar que a qualidade dos dados disponíveis e da cobertura da assistência dependem da eficiência da notificação. Neste sentido, é de grande relevância a promoção de iniciativas para ampliar a abrangência de redes de notificação.

Para a realização da notificação, alguns aspectos devem ser considerados (BRASIL, 2009):

- Notificar a simples suspeita da doença. Não se deve aguardar a confirmação do caso para se efetuar a notificação.
- A notificação tem que ser sigilosa, só podendo ser divulgada fora do âmbito médico sanitário, no caso de risco para a comunidade, respeitando-se o direito de anonimato dos cidadãos.
- O envio dos instrumentos de coleta da notificação deve ser feito mesmo na ausência de casos, configurando-se o que se denomina notificação negativa, que funciona como um indicador de eficiência do sistema de informações.

A comunicação da doença, agravo ou evento de saúde pública de notificação compulsória às autoridades de saúde competentes também será realizada pelos responsáveis por estabelecimentos públicos ou privados:

- educacionais;
- de cuidado coletivo;
- serviços de hemoterapia;
- unidades laboratoriais;
- instituições de pesquisa.

> **Saiba mais**
>
> É importante lembrar que a comunicação de doença, agravo ou evento de saúde pública de notificação compulsória pode ser realizada às autoridades de saúde por qualquer cidadão que deles tenha conhecimento.

O Sistema Nacional de Agravos de Notificação (SINAN) é o principal instrumento de coleta dos dados das doenças de notificação compulsória. Este sistema é alimentado, principalmente, pela notificação e investigação de casos de doenças e agravos que constam da lista nacional das DNC.

A utilização efetiva do sistema permite a realização do diagnóstico dinâmico da ocorrência de um evento na população, o que permite explicações causais dos agravos de notificação compulsória, podendo indicar riscos aos quais as pessoas estão sujeitas. Isso contribui para a identificação da situação epidemiológica de uma determinada área geográfica.

Os dados coletados sobre as DNC são incluídos no SINAN, e os estados e municípios podem acrescentar à lista outras doenças de relevância local ou regional. O uso adequado do SINAN colabora para a dispersão da informação, ou seja, permite acesso às informações por parte dos profissionais da saúde e, assim, poderão ser disponibilizadas para a comunidade. Desta forma, é reiterado que se trata de um instrumento importante para o sucesso do planejamento da saúde e definição de prioridades de intervenção. Além disso, permite avaliar o impacto das intervenções implementadas.

Exercícios

1. A vigilância sanitária é definida como o conjunto de ações capazes de eliminar, diminuir ou prevenir riscos e problemas decorrentes do meio ambiente, da produção e circulação de bens e serviços de interesse da saúde. Neste contexto, assinale a alternativa que completa a seguinte afirmativa: A vigilância sanitária de serviços de interesse da saúde tem como finalidade:

a) verificar e promover a aderência às normas e aos regulamentos técnicos vigentes, avaliar as condições de funcionamento e identificar possíveis riscos e os danos à saúde dos pacientes, dos trabalhadores e ao meio ambiente.

b) verificar e promover a aderência às normas e aos regulamentos técnicos vigentes, avaliar as condições de funcionamento e identificar possíveis riscos relacionados à integridade dos equipamentos de saúde.

c) verificar e promover a aderência às normas e aos regulamentos técnicos vigentes, exceto as condições de funcionamento e identificar possíveis riscos e os danos à saúde dos pacientes, dos trabalhadores e ao meio ambiente.

d) verificar e promover a aderência às normas e aos regulamentos técnicos vigentes, avaliar as condições de funcionamento e identificar possíveis riscos e os danos à saúde dos profissionais de saúde.

e) verificar e promover a aderência às normas de precaução padrão, avaliar as condições de funcionamento e identificar os danos à saúde dos pacientes, dos trabalhadores e ao meio ambiente.

2. Os eventos adversos (EA) e as queixas técnicas (QT) estão entre os problemas sanitários decorrentes do uso de produtos sob vigilância em estabelecimentos de assistência em saúde. Assinale a alternativa que define corretamente EA e QT:

a) EA: qualquer efeito não desejado, em humanos, decorrente do uso de produtos sob vigilância sanitária. QT: alteração ou irregularidade de um produto ou empresa relacionada a aspectos técnicos ou legais e que poderá ou não causar danos à saúde individual e coletiva.

b) EA: alguns efeitos não desejados, em humanos, decorrentes do uso de produtos sob vigilância sanitária. QT: alteração ou irregularidade de um produto ou empresa relacionada a aspectos comerciais e que poderá ou não causar danos à saúde individual e coletiva.

c) EA: qualquer efeito não desejado, em humanos, decorrente do uso de produtos sob vigilância sanitária. QT: alteração ou irregularidade de um produto ou empresa relacionada a aspectos técnicos ou legais, mas que não poderá causar danos à saúde individual e coletiva.

d) EA: alguns efeitos não desejados, em animais, decorrentes do uso de produtos sob vigilância sanitária. QT: alteração ou irregularidade de um produto ou empresa relacionada a aspectos técnicos ou legais e que poderá ou não causar danos à saúde individual e coletiva.

e) EA: qualquer efeito desejado, em humanos, decorrente do uso de produtos sob vigilância sanitária. QT: característica de um produto ou empresa relacionada a aspectos técnicos ou legais e que poderá ou não causar danos à saúde individual e coletiva.

3. A relação de doenças de notificação compulsória nacional passou por modificações, ao longo do tempo, em função de novas ações instituídas para controlar problemas específicos de saúde. Nesta lista, consta as doenças de

interesse sanitário para o país. Assinale a alternativa que aponta especificidades relacionadas às doenças que influenciam nas normas de notificação:
a) Mudanças no perfil epidemiológico, impacto dos resultados de ações de controle, recursos científicos e tecnológicos disponíveis.
b) Mudanças no perfil epidemiológico, impacto dos resultados de ações de controle, volume de notificação.
c) Estabilidade no perfil epidemiológico, impacto dos resultados de ações de controle, recursos científicos e tecnológicos disponíveis.
d) Mudanças no perfil epidemiológico, impacto dos resultados de ações de controle, recursos humanos disponíveis.
e) Estabilidade no perfil epidemiológico, impacto da virulência, recursos científicos e tecnológicos disponíveis.

4. Todo profissional de saúde ou responsáveis pelos serviços públicos e privados de saúde, que prestam assistência ao paciente, tem o dever de comunicar a ocorrência de algum caso suspeito ou confirmado de doença ou agravo à saúde que esteja na relação de notificação compulsória. Assinale a alternativa que apresenta, corretamente, um aspecto que deve ser considerado para realização da notificação:
a) A notificação deve ser feita mesmo no caso de simples suspeita da doença.
b) A notificação deve ser feita apenas no caso de confirmação da doença.
c) A notificação não deve ser feita no caso de simples suspeita da doença.
d) A notificação só pode ser feita no caso de confirmação da doença.
e) A notificação deve ser feita após a confirmação laboratorial da doença.

5. O Sistema Nacional de Agravos de Notificação (SINAN) é o principal instrumento de coleta dos dados das doenças de notificação compulsória. Este sistema é alimentado, principalmente, pela notificação e investigação de casos de doenças e agravos que constam da lista nacional de doenças de notificação compulsória. Com relação ao SINAN, assinale a alternativa correta:
a) Trata-se de um instrumento importante para o sucesso do planejamento da saúde e definição de prioridades de intervenção.
b) Trata-se de um instrumento importante para o sucesso do planejamento da saúde e definição de novas doenças de notificação compulsória.
c) Trata-se de um instrumento importante para o sucesso da determinação de doenças de notificação compulsória da lista municipal.
d) Trata-se de um instrumento importante para o sucesso do planejamento da saúde estadual.
e) Trata-se de um instrumento importante para o sucesso do planejamento da saúde municipal.

Referências

BRASIL. Agência Nacional de Vigilância Sanitária. *Plano Diretor de Vigilância Sanitária*. Brasília, DF: Anvisa, 2007.

BRASIL. Conselho Nacional de Secretários de Saúde. *Vigilância em saúde*: parte 2. Brasília, DF: CONASS, 2011. (Coleção Para Entender a Gestão do SUS, v. 6).

BRASIL. Ministério da Saúde. *Portaria nº 1.660, de 22 de julho de 2009*. Institui o Sistema de Notificação e Investigação em Vigilância Sanitária - VIGIPOS, no âmbito do Sistema Nacional de Vigilância Sanitária, como parte integrante do Sistema Único de Saúde - SUS. Brasília, DF, 2009. Disponível em: <http://bvsms.saude.gov.br/bvs/saudelegis/gm/2009/prt1660_22_07_2009.html>. Acesso em: 08 out. 2018.

OLIVEIRA, A. M. C.; DALLARI, S. G. Vigilância sanitária, participação social e cidadania. *Saúde e Sociedade*, v. 20, n. 3, p. 617-624, 2011.

Leituras recomendadas

GOTO, D. Y. N. *Qualidade dos dados e oportunidade de notificação da dengue no sistema de informação de agravos de notificação (SINAN), Paraná*: uma pesquisa avaliativa. 143 fls. 2015. Dissertação (Mestrado em Enfermagem)- Universidade Federal do Paraná, Curitiba, 2015. Disponível em: <https://acervodigital.ufpr.br/bitstream/handle/1884/41404/R%20-%20D%20-%20DORA%20YOKO%20NOZAKI%20GOTO.pdf?sequence=1&isAllowed=y>. Acesso em: 08 out. 2018.

MELO, M. A. de S. et al. Percepção dos profissionais de saúde sobre os fatores associados à subnotificação no Sistema Nacional de Agravos de Notificação. *Revista de Administração em Saúde*, v. 18, n. 71, 1-17, 2018. Disponível em: <http://cqh.org.br/ojs-2.4.8/index.php/ras/article/view/104/153>. Acesso em: 08 out. 2018.

SILVA, G. A.; OLIVEIRA, C. M. G. O registro das doenças de notificação compulsória: a participação dos profissionais da saúde e da comunidade. *Revista de Epidemiologia e Controle de Infecção*, v. 4, n. 3, p. 1-6, 2014. Disponível em: <https://online.unisc.br/seer/index.php/epidemiologia/article/view/4578>. Acesso em: 08 out. 2018.

UNIDADE 4

Vigilância ambiental

Objetivos de aprendizagem

Ao final deste texto, você deve apresentar os seguintes aprendizados:

- Reconhecer o conceito de vigilância ambiental e seus pressupostos básicos.
- Identificar a importância da vigilância dos fatores de risco não biológicos e sua interferência na saúde humana.
- Descrever a importância da gestão ambiental e da sustentabilidade.

Introdução

O processo de urbanização relacionado ao crescimento econômico, muitas vezes, ocorre de forma não sustentável. Este modelo de crescimento traz repercussões importantes para a saúde pública, pois, ao desconsiderar algumas necessidades humanas e das demais espécies, impacta no ecossistema por meio de contaminações, poluição e outros fenômenos que resultam em mais danos ambientais. Sendo assim, a importância da atuação da saúde ambiental está ligada à diminuição da incidência de doenças evitáveis e mortes precoces que geram demandas cada vez maiores dos serviços de saúde.

Neste capítulo, você será apresentado ao conceito de vigilância ambiental e a seus principais preceitos, verificará a importância da vigilância dos fatores de risco não biológicos e sua interferência na saúde humana, além da importância da gestão ambiental e da sustentabilidade para a qualidade de vida.

Vigilância ambiental: pressupostos básicos

Segundo o Ministério da Saúde (BRASIL, 2002), vigilância ambiental em saúde é um conjunto de ações que proporciona o conhecimento e a detecção de qualquer mudança nos fatores determinantes e condicionantes do meio ambiente que interfiram na saúde humana, com a finalidade de identificar as medidas de prevenção e controle dos fatores de risco ambientais relacionados às doenças ou outros agravos à saúde. Assim, cabe à vigilância ambiental averiguar os fatores ambientais que agem sobre a população e as relações sociais que estruturam estes fatores, pois elas são complexas, historicamente construídas e mediadas por fatores sociais, econômicos e culturais.

Desta forma, a vigilância ambiental atua identificando os agravos presentes no ambiente e a relação deles com a comunidade atingida por seus efeitos, de maneira a criar metodologias para extinguir as fontes causadoras de perturbação ou, pelo menos, elaborar ações para minimizar seus impactos adversos.

De acordo com a Fundação Nacional de Saúde (Funasa) (BRASIL, 2002), entre os objetivos da vigilância ambiental em saúde estão:

- produzir, integrar, processar e interpretar informações a serem disponibilizadas ao Sistema Único de Saúde (SUS), servindo como instrumentos para o planejamento e execução de ações relativas às atividades de promoção da saúde, prevenção e controle de doenças relacionadas ao meio ambiente;
- estabelecer parâmetros, atribuições, procedimentos e ações relacionadas à vigilância ambiental nos diversos níveis de competência;
- identificar os riscos e divulgar as informações referentes aos fatores ambientais condicionantes e determinantes das doenças e de outros agravos à saúde;
- promover ações de proteção à saúde relacionadas ao controle e recuperação do meio ambiente;
- conhecer e estimular a interação entre ambiente, saúde e desenvolvimento a fim de fortalecer a participação popular na promoção da saúde e qualidade de vida.

Para que estes objetivos sejam alcançados, é necessário a utilização de alguns instrumentos e métodos (BRASIL, 2002). Veja na Figura 1 alguns desses dispositivos:

Figura 1. Instrumentos e métodos utilizados para alcançar os objetivos da vigilância ambiental.
Fonte: Brasil (2002).

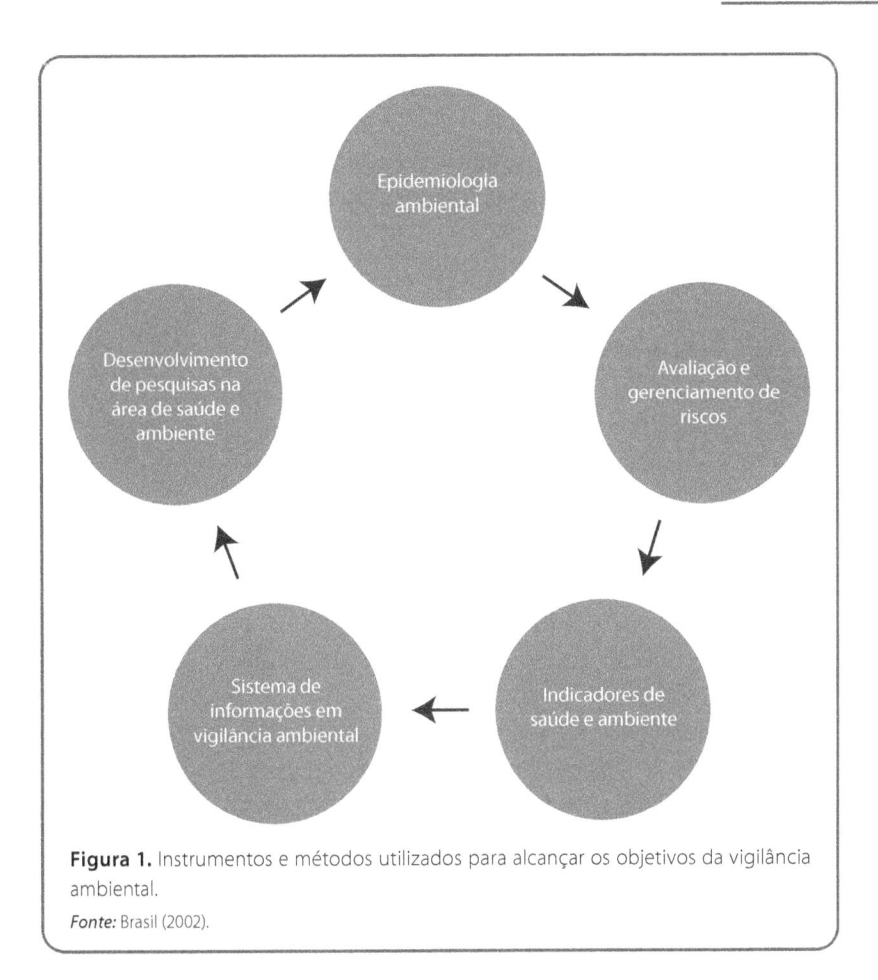

A avaliação e o gerenciamento de riscos são fundamentais no contexto da saúde ambiental e, em especial, no planejamento e gestão das ações de vigilância. Para facilitar a organização, é fundamental compreendê-lo de forma processual, de maneira com que os dados gerados no território e consolidados nos sistemas de informação, auxiliem na manutenção ou redefinição de novas estratégias a serem definidas pelos gestores.

As ações de controle de fatores ambientais interferem na saúde e contribuem para o surgimento de doenças e agravos. É preciso para que estas ações sejam bem estruturadas, um processo contínuo de coleta de dados e análise de informações a respeito da saúde e do ambiente (MACIEL FILHO et al., 1999).

Fatores de risco, no contexto da vigilância ambiental, são aqueles elementos, situações e condições, bem como os agentes patogênicos presentes no meio que representam, sob condições especiais de exposição humana, uma maior probabilidade de gerar ou desenvolver efeitos adversos para a saúde (BRASIL, 2002).

> **Fique atento**
>
> É importante ressaltar que, no contexto do SUS, a Funasa fomentará e apoiará a estruturação da área de vigilância ambiental em saúde nas secretarias estaduais de saúde e nas secretarias municipais de saúde, por meio da Programação Pactuada Integrada de Epidemiologia e Controle de Doenças (PPI-ECD) e de projetos estruturantes com apoio financeiro do Projeto de Estruturação do Sistema Nacional de Vigilância em Saúde (Vigusus) e outras fontes de financiamento que possam ocorrer.

Para implementar as suas ações, em todos os níveis de governo, é essencial estabelecer uma articulação constante com os diferentes atores institucionais públicos, privados e com a comunidade. Deste modo, as ações integradas podem ser implementadas de forma eficiente, com a finalidade de assegurar que os setores assumam suas responsabilidades de agir nos problemas de saúde e ambiente, em suas respectivas áreas.

Na esfera do Ministério da Saúde, diversos órgãos e instituições elaboram programas, projetos e ações relacionados à saúde ambiental (BRASIL, 2002):

- Fundação Nacional de Saúde (Funasa): responsável pela implementação e coordenação da vigilância ambiental em saúde.
- Agência Nacional de Vigilância Sanitária (Anvisa): responsável pela fiscalização de produtos e serviços de saúde, bem como a verificação dos ambientes de trabalho e de ambientes considerados de risco à saúde pública.
- Fundação Oswaldo Cruz (Fiocruz): responsável pelo desenvolvimento de diversos programas e projetos de ciência e tecnologia, além da promoção de recursos humanos em saúde ambiental.
- Secretaria de políticas de saúde, do Ministério da Saúde.

- Assessoria de Assuntos Internacionais (AISA), do Ministério da Saúde: coordena e articula os trabalhos referentes ao cumprimento de acordos internacionais, na área de saúde ambiental.
- Outras instâncias e organizações do Ministério da Saúde que desenvolvam atividades na área de saúde ambiental.

Para melhores resultados, a estruturação e a operacionalização da vigilância ambiental em saúde exigem a articulação com diversos ministérios, tais como:

- Ministério do Meio Ambiente;
- Ministério do Trabalho;
- Ministério das Relações Exteriores;
- Ministério da Educação;
- Ministério do Planejamento;
- Entre outros órgãos e agências do Governo Federal.

Logo, a vigilância em saúde tem, fundamentalmente, um caráter de integração dos setores, porque é impossível realizar atividades de vigilância e controle de riscos ambientais para a saúde humana, sem avaliação e ação conjunta de todas as esferas envolvidas com o ambiente e a saúde humana em um determinado território.

Análise dos fatores de risco não biológicos e sua interferência na saúde humana

A vigilância ambiental é dividida em **fatores de risco não biológicos** e **biológicos**. Entretanto, é importante deixar claro que a divisão operacional entre fatores de riscos biológicos e não biológicos não implica dissociação entre tais áreas. Ao contrário, a necessidade de integração é imprescindível, também, com a vigilância epidemiológica, o sistema nacional de laboratórios de saúde pública, o sistema de informação em saúde, a engenharia de saúde pública e saneamento, a assistência integral à saúde indígena e a vigilância sanitária, entre outros.

Neste momento, será observada a relação entre os fatores não biológicos e a saúde humana. Estes fatores são separados por áreas, isto ocorre porque os fatores ambientais abrangem componentes físicos, químicos, e biológicos, muitos deles resultantes da intervenção humana, exigindo formas diferenciadas de abordagem, tanto para a vigilância como para o controle dos riscos que deve ser implementado.

Assim, dentro da Coordenação Geral de Vigilância em Saúde Ambiental (CGVAM), as áreas de atuação são:

Vigilância da Qualidade da Água para Consumo Humano (Vigiagua):

Consiste no conjunto de ações adotadas, continuamente, pelas autoridades de saúde pública para garantir à população o acesso à água em quantidade suficiente e de qualidade compatível com o padrão de potabilidade estabelecido na legislação vigente, como parte integrante das ações de promoção da saúde e prevenção dos agravos transmitidos pela água.

Este programa é estruturado a partir dos princípios do SUS, desempenha uma importante função para garantir a qualidade e segurança da água para consumo humano no Brasil.

Vigilância da Saúde de Populações Expostas a Poluentes Atmosféricos (Vigiar):

A poluição atmosférica não é mais uma característica associada, exclusivamente, às grandes metrópoles ou polos industriais. Seus impactos também podem ser identificados em situações de queima de biomassa, de atividades de mineração e de uso de técnicas de pulverização de agrotóxicos, entre outras. Neste contexto, o Ministério da Saúde estruturou, a partir de 2001, a Vigiar. Seu objetivo é desenvolver ações de vigilância para populações expostas a poluentes atmosféricos, de forma a recomendar e instituir medidas de prevenção, de promoção da saúde e de atenção integral, conforme preconizado pelo SUS.

Sua atuação prioriza as regiões onde existam diferentes atividades, de natureza econômica ou social, que gerem poluição atmosférica de modo a caracterizar um fator de risco para as populações expostas.

Vigilância em Saúde das Populações Expostas a Contaminantes Químicos (Vigipeq):

Tem por objetivo o desenvolvimento de ações de vigilância em saúde, de forma a adotar medidas de promoção, prevenção contra doenças e agravos, além da atenção integral à saúde das populações expostas a contaminantes químicos.

Esta área trabalha com os contaminantes químicos que interferem na saúde humana e nas inter-relações homem e ambiente, buscando articular ações de saúde integradas, ou seja, prevenção, promoção, vigilância e assistência à saúde de populações expostas a contaminantes químicos.

Vigilância em Saúde de Populações Expostas a Solos Contaminados (Vigisolo):

Faz parte da Vigipeq, utilizando o Sistema de Informação de Vigilância em Saúde de Populações Expostas a Áreas Contaminadas (Sissolo) para o cadastro de populações expostas ou potencialmente expostas em áreas contaminadas.

Com esta ferramenta, é possível obter informações atualizadas que permitam descrever as principais características dessas populações. Para viabilizar a implementação de cuidados, foram selecionadas cinco substâncias prioritárias para vigilância: mercúrio, amianto, chumbo, benzeno e agrotóxicos.

Vigilância em Saúde Ambiental Relacionada aos Desastres Naturais (Vigidesastres):

A redução do risco de desastres é uma das funções essenciais da saúde pública, que deve considerar, em seu processo de planejamento, a inserção de ações para a prevenção, mitigação, preparação, resposta e reabilitação, visando a reduzir o impacto dos desastres sobre a saúde pública.

Assim, o objetivo desta área é desenvolver um conjunto de ações a serem adotadas, continuamente, pelas autoridades de saúde pública, com o intuito de reduzir o risco de exposição da população e dos profissionais de saúde e diminuir doenças e agravos decorrentes de calamidades, bem como os danos à infraestrutura de saúde. Entre os seus objetos de atuação estão os desastres naturais (inundações, seca e estiagem, deslizamentos etc.), os acidentes com produtos químicos, a emergência radiológica e a nuclear.

Vigilância em Saúde Ambiental Relacionada aos Fatores Físicos (Vigifis):

Tem como finalidade a proteção da saúde da população exposta às Radiações Ionizantes (RI) e Radiações Não Ionizantes (RNI). Sua meta é a proteção da saúde da população decorrente da exposição a RI e RNI, que se caracterizam pela fonte de exposição, e não pela natureza da radiação.

O Vigifis atua no desenvolvimento de modelos de vigilância em saúde ambiental relacionados à exposição humana à radioatividade natural elevada, em resposta às demandas crescentes vindas da população e de profissionais da área de saúde em regiões conhecidas como de alta concentração de minérios radioativos; bem como na preparação, prevenção e resposta do setor saúde em casos de emergências rádio nucleares.

As ações de vigilância ambiental relacionadas aos riscos não biológico são de grande importância no âmbito da proteção e promoção da saúde pública e para a elaboração de ações específicas para cada situação, além disso, possibilita a incorporação de uma visão mais ampla do conjunto de fatores ambientais decorrentes da atividade humana ou da natureza, que deverão ser sistematicamente monitorados.

Exemplo

Quando ocorre um desastre natural, tal como uma inundação, é fundamental que, nas primeiras 24 horas após a ocorrência do desastre, cada setor realize a avaliação dos danos e identifique as necessidades em saúde (p. ex. engenharia de saúde pública: avaliação da infraestrutura dos serviços de saúde; prestadores de serviços: avaliação do abastecimento de água, de energia elétrica; defesa civil e atenção primária: quantificação e qualificação do número de desabrigados e do número de desalojados etc.). Essas avaliações devem ser atualizadas e complementadas durante o período do desastre até a normalização da situação.

Importância da gestão ambiental e da sustentabilidade

As questões relacionadas ao meio ambiente e sua influência na saúde estão em evidência, tanto no âmbito acadêmico quanto nos movimentos sociais, assim como na construção e implementação de uma política pública que agrupe os aspectos abordados nessa relação, visando à sustentabilidade socioambiental e sanitária.

A sustentabilidade, na área da saúde, influencia os três pilares do desenvolvimento sustentável: **social**, **ambiental** e **econômico**. Ela se relaciona com várias esferas, pois necessita da união dos setores público, privado, além do terceiro setor e da população. Pode ser, também, considerada cultural porque busca mudanças nas práticas de fomento à saúde, no estilo de vida e na aplicação das leis e políticas com objetivos sociais relativos.

A compreensão das relações entre desenvolvimento, ambiente e saúde, seja pela ciência, pelo poder público ou pela população e suas expressões, com o sentido de apontar seus processos críticos, é um desafio para a preparação e produção de instrumentos capazes de interligar ações, planejar estratégias e mecanismos para a promoção da saúde (TAMBELLINI; MIRANDA, 2013).

Tais instrumentos deverão levar em consideração os aspectos de natureza conceitual, científica e técnica, assim como aqueles inerentes às políticas e intervenções que se relacionem às articulações entre o modelo de desenvolvimento, os sistemas socioecológicos e a saúde das coletividades (TAMBELLINI; MIRANDA, 2013).

O debate sobre a inclusão da dimensão da saúde, nos procedimentos de avaliação de impactos ambientais, é importante para que os diversos atores envolvidos no processo de tomada de decisão possam avaliar, de preferência, previamente, a implementação, a necessidade e a adequação tecnológica e do local do empreendimento.

Nas últimas três décadas, houve o reconhecimento da crise socioambiental e dos riscos ecológicos globais, gerando noções como desenvolvimento sustentável, além de acordos internacionais que pautam agendas políticas, movimentos sociais, políticas públicas e a própria saúde coletiva (PORTO; ROCHA; FINAMORE, 2014).

Neste contexto, é possível observar um movimento de produção do conhecimento, com o propósito de avançar na compreensão da situação da saúde, de seus determinantes e contextos. Além da construção e consolidação de políticas públicas e objetos de pesquisas como alternativas de produção de conhecimentos que integrem as populações e movimentos sociais como sujeitos coletivos, com seus saberes e projetos de sociedade, de forma intra e intersetorial.

Rattner (2009) listou as situações mais críticas relacionadas à qualidade do ambiente em relação ao desenvolvimento econômico com efeitos adversos à saúde humana no início do século XXI, acompanhe:

- os impactos à saúde associados às mudanças climáticas podem não ter sua origem necessariamente nas condições meteorológicas em si mesmas, mas sim, nas alterações que os ecossistemas podem vir a sofrer a partir delas;
- o aumento da concentração atmosférica de gases que contribuem para provocar o efeito estufa;

- a escassez de água potável provocada pela demanda do uso industrial e da agricultura irrigada, somada à poluição de rios, lagos e outros corpos de água (nascentes, represas etc.) pelo despejo de resíduos industriais, urbanos e de carga orgânica contaminantes;
- a degradação de solos com o avanço do agronegócio em grande escala, os desmatamentos e a perda de biodiversidade e o uso de sistemas de irrigação inadequados;
- crescimento exponencial da população, acompanhado de novos padrões de consumo de bens e serviços que demandam recursos materiais e energéticos, que utilizam e geram enormes quantidades de produtos tóxicos com efeitos adversos diretos e indiretos na saúde e nos ecossistemas.

Observe no Quadro 1 os efeitos da poluição no ar na saúde humana:

Quadro 1. Efeitos da poluição do ar na saúde humana

Problemas de curto prazo (nos dias de alta concentração de poluentes)	Problemas de médio e longo prazo (de 15 a 30 anos vivendo em locais com muita poluição)
- Irritação nas mucosas do nariz e dos olhos - Irritação na garganta (com presença de ardor e desconforto) - Problemas respiratórios com agravamento de enfisema pulmonar e bronquite	- Desenvolvimento de problemas pulmonares e cardiovasculares - Desenvolvimento de cardiopatias - Diminuição da qualidade de vida - Diminuição da expectativa de vida (em até dois anos) - Aumento da chance de desenvolver câncer, principalmente, de pulmão

Fonte: Adaptado de Brasil (2018).

Os elementos a serem considerados, na relação entre o desenvolvimento econômico, social e ambiental, estão além da visão da ciência normal. É fundamental refletir sobre a criação de modelos teóricos que permitam a leitura dos territórios e dos processos de trabalho, de forma interdisciplinar, entendendo a complexidade dos objetos, dialogando com os saberes científicos e populares para potencializar os ganhos em saúde (VILLARDI, 2015).

> **Link**
>
> Acesse o link e leia o artigo que aborda a evolução do perfil epidemiológico brasileiro, com ênfase nos aspectos de promoção e prevenção em saúde. Além disso, traz alguns conceitos fundamentais para o entendimento da vigilância em saúde ambiental como um campo da saúde coletiva. Disponível em:
>
> https://goo.gl/HDg2Gi

Logo, fortalecer a discussão sobre a relação saúde, ambiente e sustentabilidade consolida a operacionalização da vigilância em saúde ambiental. Assim, como a capacitação de equipes multiprofissionais, o aprimoramento dos sistemas de informação e a incorporação de tecnologias podem assegurar o sistema de vigilância dessa esfera.

Exercícios

1. Segundo o Ministério da Saúde, vigilância ambiental em saúde é um conjunto de ações que proporciona o conhecimento e a detecção de qualquer mudança nos fatores determinantes e condicionantes do meio ambiente que interferem na saúde humana, com a finalidade de identificar as medidas de prevenção e controle dos fatores de risco ambientais relacionados às doenças ou outros agravos à saúde. Neste sentido, assinale a alternativa que complete corretamente a afirmação abaixo:
Cabe à vigilância ambiental:
   a) averiguar o conjunto de fatores ambientais que agem sobre a população e as relações sociais que estruturam esses fatores.
   b) averiguar o conjunto de fatores sociais que agem sobre a população e as relações sociais que estruturam esses fatores.
   c) averiguar o conjunto de fatores de saúde que agem sobre a população e as relações sociais que estruturam esses fatores.
   d) averiguar o conjunto de fatores econômicos que agem sobre a população e as relações sociais que estruturam esses fatores.
   e) averiguar o conjunto de fatores ambientais que agem sobre a população e as relações ambientais que estruturam esses fatores.

2. Para implementar as ações de vigilância ambiental, em todos os níveis de governo, é necessário

estabelecer uma articulação constante com os diferentes atores institucionais (públicos e privados) e a comunidade. Neste contexto, assinale a alternativa que completa corretamente a afirmativa abaixo: As ações integradas podem ser implementadas de forma eficiente, com a finalidade de:
a) assegurar que os setores assumam suas responsabilidades de atuar sobre os problemas de saúde e ambiente em suas respectivas áreas.
b) tentar conscientizar os setores para que eles assumam suas responsabilidades de atuar sobre os problemas de ambiente em suas respectivas áreas.
c) propor aos setores a possibilidade de assumir suas responsabilidades de atuar sobre os problemas de saúde em suas respectivas áreas.
d) assegurar que os setores assumam suas responsabilidades de atuar sobre os problemas econômicos e de saúde em suas respectivas áreas.
e) assegurar que os setores repassem suas responsabilidades de atuar sobre os problemas de saúde e ambiente para o governo federal.

3. As ações de vigilância ambiental, relacionadas aos riscos não biológicos, são de grande importância na esfera de proteção e promoção da saúde pública e para a elaboração de ações específicas para cada situação. A partir disto, leia o trecho abaixo e assinale a alternativa que indica a área mencionada:
"...atua no desenvolvimento de modelos de vigilância em saúde ambiental relacionados à exposição humana à radioatividade natural elevada, em resposta às demandas crescentes vindas da população e de profissionais da área de saúde em regiões conhecidas como de alta concentração de minérios radioativos, bem como na preparação, prevenção e resposta do setor da saúde em casos de emergências rádio nucleares."
a) Vigidesastre.
b) Vigifis.
c) Vigiar.
d) Vigiagua.
e) Vigisolo.

4. Assinale a alternativa que justifica corretamente a afirmação abaixo: "A vigilância ambiental em saúde tem, fundamentalmente, um caráter integrador intra e intersetorial."
a) Porque é impossível realizar atividades de vigilância e controle de riscos ambientais para a saúde humana, relacionados a qualquer um de seus fatores, sem uma avaliação e ação conjunta de todos os setores envolvidos com o ambiente e a saúde humana em um determinado território.
b) Porque, mesmo sendo possível realizar atividades de vigilância e controle de riscos ambientais para a saúde humana, sem uma avaliação e ação conjunta de todos os setores envolvidos em um determinado território, o processo ficaria mais demorado.
c) Porque é impossível realizar atividades de vigilância e controle de riscos ambientais para a saúde humana,

relacionados a qualquer um de seus fatores, mesmo com uma avaliação e ação conjunta de todos os setores envolvidos.
d) Porque é possível realizar atividades de vigilância e controle de riscos ambientais para a saúde humana relacionados a qualquer um de seus fatores, porém, com uma avaliação e ação conjunta de todos os setores envolvidos, o processo é mais rápido.
e) Porque é impossível realizar atividades de vigilância e controle de riscos ambientais para a saúde humana, relacionados a qualquer um de seus fatores, nos setores envolvidos em um determinado território.

5. Os efeitos da poluição na saúde humana podem ser divididos em problemas de curto prazo (aqueles que ocorrem nos dias de alta concentração de poluentes) e em problemas de longo prazo (aqueles que se desenvolvem após 15 anos vividos em locais com muita poluição). Assinale a alternativa que apresenta, respectivamente, um efeito da poluição de curto e longo prazo na saúde humana:
a) Irritação nas mucosas dos olhos e aumento nas chances de desenvolver câncer, principalmente, de pulmão.
b) Desenvolvimento de cardiopatia e aumento nas chances de desenvolver câncer, principalmente, de pulmão.
c) Irritação nas mucosas dos olhos e irritação na garganta.
d) Irritação nas mucosas dos olhos e problemas respiratórios com agravamento de bronquite.
e) Diminuição da expectativa de vida e aumento nas chances de desenvolver câncer, principalmente, de pulmão.

Referências

BRASIL. Fundação Nacional de Saúde. *Vigilância ambiental em saúde*. Brasília, DF: Funasa, 2002.

BRASIL. *Riscos ambientais e a saúde humana*. 2018. Disponível em: <http://portalms.saude.gov.br/vigilancia-em-saude/vigilancia-ambiental/vigiar/riscos-ambientais-e-a-saude-humana>. Acesso em: 21 out. 2018.

MACIEL FILHO, A. A. et al. Indicadores da vigilância ambiental em saúde. *Informe epidemiológico do SUS*, Brasília, DF, v. 8, n. 3, p. 59-66, 1999.

PORTO, M. F. de S.; ROCHA, D. F. da; FINAMORE, R. Saúde coletiva, território e conflitos ambientais: bases para um enfoque socioambiental crítico. *Ciência Saúde Coletiva*, v. 19, n. 10, p. 4071-4080, 2014.

RATTNER, H. Meio ambiente, saúde e desenvolvimento sustentável. *Ciência Saúde Coletiva*, v. 14, n. 6, p. 1965-1971, 2009.

TAMBELLINI, A. T.; MIRANDA, A. Saúde e ambiente. In: GIOVANELLA L. et al. (Org.). *Políticas e sistema de saúde no Brasil*. 2. ed. Rio de Janeiro: Editora Fiocruz, 2013. p. 1037-1073.

VILLARDI, J. W. R. *A vigilância em saúde ambiental no Brasil*: uma reflexão sobre seu modelo de atuação: necessidades e perspectivas. 2015. Tese (Doutorado em Ciências de Saúde Pública)- Fundação Osvaldo Cruz, Escola Nacional de Saúde Pública Sergio Arouca, Rio de Janeiro, 2015.

Leituras recomendadas

BRASIL. *Instrução Normativa MS/SVS nº 1 de 7 de março de 2005*. Regulamenta a Portaria n.º 1172/2004/GM, no que se refere às competências da União, Estados, Municípios e Distrito Federal na área de Vigilância em Saúde Ambiental. Brasília, DF, 2005a. Disponível em: <http://bvsms.saude.gov.br/bvs/saudelegis/svs/2005/int0001_07_03_2005_rep.html>. Acesso em: 21 out. 2018.

BRASIL. Ministério da Saúde. Conselho Nacional de Saúde. *Subsídios para a construção da Política Nacional de Saúde Ambiental*. Brasília, DF: Editora do Ministério da Saúde, 2007a. (Série B. Textos Básicos de Saúde).

BRASIL. Ministério da Saúde. *Manual de procedimentos de procedimentos em saúde ambiental relacionada à qualidade da água para consumo humano*. Brasília, DF: Ministério da Saúde, 2006. Disponível em: <http://bvsms.saude.gov.br/bvs/publicacoes/manual_procedimentos_agua_consumo_humano.pdf>. Acesso em: 21 out. 2018.

BRASIL. Ministério da Saúde. *Plano de contingência para emergência em saúde pública por inundação*. Brasília, DF: Ministério da Saúde, 2014. Disponível em: <http://portalarquivos2.saude.gov.br/images/pdf/2014/outubro/07/plano-de-contingencia-por-inundacao-out2014.pdf>. Acesso em: 21 out. 2018.

BRASIL. Ministério da Saúde. *Plano setorial da saúde para mitigação e adaptação à mudança do clima*. Brasília, DF: Ministério da Saúde, 2003. Disponível em: <http://portalarquivos.saude.gov.br/images/pdf/2017/junho/08/plano_setorial_saude_mitigacao_adaptacao_clima.pdf>. Acesso em: 21 out. 2018.

BRASIL. Ministério da Saúde. *Programa Nacional de Vigilância em Saúde Ambiental relacionada à qualidade da água para consumo humano*. Brasília, DF: Ministério da Saúde, 2005b. (Série C. Projetos, Programas e Relatórios). Disponível em: <http://bvsms.saude.gov.br/bvs/publicacoes/programa_agua_consumo_humano.pdf>. Acesso em: 21 out. 2018.

Vigilância de zoonoses

Objetivos de aprendizagem

Ao final deste texto, você deve apresentar os seguintes aprendizados:

- Reconhecer a importância da vigilância dos fatores de risco biológicos e sua interferência na saúde humana.
- Identificar os conceitos de vetores, hospedeiros, reservatórios, portadores e amplificadores de zoonoses.
- Descrever medidas de prevenção de zoonoses.

Introdução

A vigilância de zoonoses é a área que integra as ações de vigilância em saúde e inclui as doenças que são transmitidas dos animais para os seres humanos. Por isso, o controle de zoonoses vai precisar se relacionar, de forma direta, com as ações de vigilância ambiental e sanitária.

Neste capítulo, você irá compreender o conceito de zoonose, a sua relação com a saúde humana e as devidas classificações. Distinguirá, também, alguns conceitos importantes na área, além de entender como as medidas de prevenção de zoonoses são ações de grande relevância para promoção da saúde coletiva.

Zoonoses e sua relação com a saúde humana

O processo de deterioração do meio ambiente está intimamente relacionado ao processo de saúde-doença, em termos de saúde coletiva. Em condições adversas, se pode perceber o aumento da incidência de doenças e agravos à saúde. Existem muitas doenças cuja disseminação ocorre, frequentemente, em áreas com má estrutura sanitária, em que o homem altera as condições naturais do meio, modificando o meio ambiente. Dessa forma, a ligação entre o homem e o meio torna-se um fator de risco à saúde, porque os componentes ambientais e antrópicos são, constantemente, a base para a proliferação e desenvolvimento de agentes patogênicos (COMIS et al., 2005).

A ocupação de áreas, como encostas, de forma desorganizada, com baixo padrão construtivo e uso incorreto do solo, vem trazendo impactos ambientais graves, como erosões e supressão da vegetação, com perda de solo de superfície e instabilidade das encostas, contribuindo, assim, para uma série de riscos à população que vive nesses locais. Também, o aumento populacional desordenado pode provocar progressiva sobrecarga à infraestrutura existente, bem como o lançamento de esgoto e lixo nos rios contribui para a poluição hídrica e a disseminação de doenças, entre elas as zoonoses (RECIFE, 2006).

A origem da palavra **zoonose** vem do grego *zoonosos*, o prefixo *zoo-* significa animal e o sufixo *-nosos*, doenças, então, a tradução literal fica sendo: doença animal. Assim, as **zoonoses são definidas como doenças que são transmitidas de animais para humanos ou de humanos para os animais.**

Segundo Acha e Szyfres (2001), as formas de transmissão das zoonoses podem ser de forma direta ou indireta:

- Transmissão direta: ocorre, principalmente, através do contato com secreções, como a saliva, o sangue, a urina, as fezes ou por meio de ferimentos, como arranhaduras ou mordeduras.
- Transmissão indireta: pode acontecer por intermédio de vetores, como mosquitos e pulgas, ou contato indireto com secreções, pelo consumo de alimento contaminado com o agente viral, bacteriano, fúngico ou parasitário, entre outros.

Mais de 200 doenças transmissíveis combinam com a definição de zoonoses proposta pela Organização Mundial da Saúde (WORLD HEALTH ORGANIZATION, 2018). Logo, para facilitar o estudo dessas doenças, diversas classificações têm sido propostas, veja algumas delas abaixo:

Classificação das zoonoses segundo o sentido da transmissão:

- Antropozoonoses: são doenças primariamente de animais, porém, podem, eventualmente, acometer seres humanos. Exemplos: raiva, leptospirose, leishmaniose.
- Zooantroponoses: são doenças perpetuadas pela transmissão entre seres humanos, todavia, podem, ocasionalmente, acometer animais. Exemplo: a esquistossomose mansoni tem os humanos como principais hospedeiros, mas, alguns animais se infectam a partir dos humanos também.

- Ampixenoses: são doenças que circulam indiferentemente entre humanos e animais, ou seja, tanto os humanos quanto os animais podem ser hospedeiros do agente causador. Exemplo: estafilococose.

Classificação das zoonoses segundo o ciclo do agente etiológico:

- Zoonoses diretas: são aquelas cujo agente etiológico não se altera ao passar de um hospedeiro para o outro e precisa de apenas um hospedeiro para completar o seu ciclo. Exemplo: raiva canina.
- Ciclozoonoses: o agente necessita, obrigatoriamente, passar por duas espécies distintas de animais vertebrados para que o seu ciclo se complete. Exemplo: hidatidose.
- Parazoonose: o homem é hospedeiro acidental, a sua ausência não impede que o ciclo se complete. Exemplo: equinococose-hidatidose;
- Euzoonose: o homem é o hospedeiro cuja presença é obrigatória para o ciclo do agente. Exemplo: complexo teníase-cisticercose.
- Metazoonoses: o agente necessita passar pelo hospedeiro invertebrado para que o seu ciclo se complete. Exemplos: febre maculosa, Doença de Chagas, leishmaniose.
- Saprozoonose: o agente precisa passar por transformações que ocorrem em ambiente externo, com ausência de parasitismo. Exemplos: toxoplasmose, toxocaríase.

Zoonoses transmitidas aos seres humanos pelos alimentos de origem animal:

- Doenças bacterianas localizadas, gastroenterites associadas à ingestão de alimentos ou toxinfecções alimentares: salmonelose e campilobacteriose.
- Doenças bacterianas sistêmicas associadas à ingestão de alimentos de origem animal: brucelose e listeriose.
- Doenças parasitárias sistêmicas associadas à ingestão de alimentos de origem animal: complexo teníase/cisticercose e toxoplasmose.

Zoonoses cujos ninhos naturais são animais selvagens em ecossistemas silvestres: a maioria dos agentes etiológicos de zoonoses pode estar presente em animais selvagens nos ecossistemas silvestres. À medida que é obtido o controle de uma zoonose em ecossistemas urbanos ou rurais, o próximo desafio serão os ecossistemas silvestres. Assim, atuação preventiva, nesse tipo de ecossistema, exige o desenvolvimento de estratégias próprias.

> **Fique atento**
>
> O estudo das zoonoses, termo introduzido pelo médico alemão Rudolph Virchow (1821-1905), incluía todas as doenças infecciosas sob o conceito de *medicina comparada*. No entanto, após a Segunda Guerra Mundial, as pesquisas em medicina veterinária e medicina humana seguiram caminhos diferentes.

Como você pode observar, a saúde pública e a saúde animal estão intimamente interligadas, pois, os responsáveis pela perpetuação dos agentes etiológicos das zoonoses são, usualmente, os animais vertebrados em suas diferentes categorias: selvagens, domésticos produtores de alimento, de trabalho ou apenas companhia, e, inclusive, os sinantrópicos (aqueles que se acostumaram à presença humana).

Os agentes etiológicos das zoonoses estão presentes em ecossistemas naturais e, também, naqueles modificados pela ação humana. Nos últimos anos, algumas doenças de transmissão humana foram controladas e, até mesmo, erradicadas, entretanto, as doenças transmissíveis que apresentam hospedeiros representados por animais vertebrados ainda são, na atualidade, um grande desafio para a saúde pública.

Neste sentido, visto que as zoonoses geram impacto tanto da perspectiva social, quanto da econômica, é necessária a adoção de medidas capazes de minimizar transtornos por elas causados, por meio da aplicação de métodos adequados à prevenção, ao controle e à erradicação desse grupo de doenças.

> **Link**
>
> Acesse o link a seguir para navegar no site do Ministério da Saúde. Você encontrará informações sobre a vigilância de zoonoses, manuais, legislações e publicações relacionadas ao tema.
>
> https://goo.gl/QhWwAa

Alguns conceitos importantes na área de zoonoses

A **vigilância de fatores de risco biológicos** tem como finalidade a vigilância, prevenção e controle de doenças e agravos relacionados a vetores, hospedeiros, reservatórios, portadores, amplificadores ou suspeitos de alguma zoonose de relevância para a saúde pública quanto à transmissão de agente etiológico para humanos, além dos acidentes por animais peçonhentos e venenosos. A abordagem da vigilância de zoonoses e dos fatores de risco biológicos tem como objetivo a viabilização de ações integradas de vigilância e controle desses fatores, permitindo que se tenha uma maior efetividade de ações e maximização dos recursos aplicados. Neste contexto, é necessário compreender alguns conceitos:

- Vetores: são todos os seres vivos (pernilongos, pulgas, mosquitos, ratos, entre outros) capazes de transmitir um agente infectante. As doenças transmitidas por vetores são aquelas que precisam de um intermediário para passar de um animal a outro, ou seja, estas doenças não são transmitidas pelo contato direto, tal como ocorre nas gripes e maioria das viroses.
  Exemplos: doença do carrapato (febre maculosa), leishmaniose e leptospirose.
- Parasitas: são os organismos que vivem em associação com outros, dos quais retiram os meios para a sua sobrevivência, normalmente, prejudicando o organismo hospedeiro por meio de um processo conhecido por parasitismo. Eles podem ser endoparasita ou ectoparasita:

a) Endoparasita: parasita interno, ou seja, aquele em que parasita que se aloja no interior do hospedeiro.
Exemplo: lombriga (*Ascaris lumbricoides*).
b) Ectoparasita: parasita externo, ou seja, aquele em que o parasita se abriga sobre a pele ou couro cabeludo do hospedeiro.
Exemplo: piolho (*Pediculus humanus capitis*).

- Hospedeiro: é um organismo que abriga um parasita em seu corpo. Este pode ou não causar doença ao hospedeiro, contudo, possui dependência metabólica dele, utilizando-se de recursos para a sua sobrevivência. O hospedeiro, também, constitui o *habitat* do parasita. Normalmente, os parasitas são específicos para cada hospedeiro, mas existem espécies de parasitas que conseguem se alojar em duas ou mais espécies de hospedeiros durante o seu ciclo de vida.

Exemplo de hospedeiro/parasita: a *Taenia solium* que causa a teníase, vive no intestino do ser humano na fase adulta e parasita o porco na sua fase larval. Podem ser encontrados três tipos de hospedeiros:

1. Hospedeiro definitivo — é aquele no qual se encontra o parasita em sua fase de maturidade ou na sua forma sexuada. Exemplo: *Schistosoma mansoni* e *Trypanosoma cruzi* têm no homem o seu hospedeiro definitivo, pois a sua fase sexuada ocorre no ser humano.
2. Hospedeiro intermediário — é aquele que apresenta o parasita em sua fase larvária ou assexuada. Exemplo: o caramujo é o hospedeiro intermediário do *Schistosoma mansoni*, causador da esquistossomose.
3. Hospedeiro paratênico ou de transporte — é um ser vivo que serve de refúgio temporário e de veículo até que o parasita atinja o hospedeiro definitivo. O parasita não evolui neste hospedeiro, sendo assim, ele não é imprescindível para completar o ciclo vital. Exemplo: peixes maiores que ingerem peixes menores contaminados com larvas de *Diphyllobothrium* e transportam essas larvas até o ser humano ingerir o peixe maior, geralmente cru.

> **Saiba mais**
>
> Observe que a interação parasita–hospedeiro ocorre por infecção ou infestação. Na infecção, acontece a invasão e a colonização do organismo hospedeiro por parasitas internos, como helmintos (*Taenia saginata*) e protozoários (*Giárdia, Tripanossomo*). Na infestação, há o ataque ao organismo hospedeiro por parasitas externos, como os artrópodes (piolho, carrapato).
> - **Amplificador:** espécie de animal abundante, em área endêmica (com alta taxa de renovação populacional), que desempenha papel de hospedeiro de um agente etiológico nas condições naturais, suscetível à infecção e capaz de manter, apenas no período inicial de sua infecção, o agente etiológico circulante em níveis suficientes para infectar os vetores.
> - **Reservatório:** é qualquer local (vegetal, animal ou humano) onde vive e se multiplica um agente etiológico. A partir do reservatório, o agente etiológico consegue atingir seus hospedeiros. Contudo, o reservatório pode ou não apresentar sintomas relativos à presença do agente etiológico.

> **Exemplo**
>
> Os humanos são os reservatórios do *Schistosoma mansoni*.

O reservatório pode ser percebido, então, como o *habitat* de um agente infeccioso, no qual este vive, cresce e se multiplica. Pode-se dizer que a característica que diferencia o reservatório da fonte de infecção diz respeito ao fato de o reservatório ser indispensável para a perpetuação do agente, à proporção que a fonte de infecção é a responsável eventual pela transmissão. Neste sentido, o homem, os animais e o ambiente podem se comportar como reservatório ou fontes de infecção.

Há três tipos de reservatórios:

- Reservatório humano: grande parte das doenças infecciosas tem o homem como reservatório. Entre as doenças transmitidas de indivíduo para indivíduo estão o sarampo, as doenças sexualmente transmissíveis, a caxumba, entre outras.
- Reservatório animal: geralmente, estas doenças são transmitidas de animal para animal, atingindo o homem de forma acidental. Doenças

infecciosas que são transmitidas, em condições normais, de animais para o homem são as zoonoses.

- Reservatório ambiental: é quando a água, o solo, as plantas se comportam como reservatórios para alguns agentes infecciosos. O fungo *Paracoccidioides brasiliensis,* causador da blastomicose sul-americana, possui reservatórios em alguns vegetais ou no solo.

Prevenção de zoonoses

A área de vigilância de zoonoses faz parte da vigilância epidemiológica do Sistema Único de Saúde (SUS), desenvolvendo ações, atividades e estratégias para a vigilância e o controle de zoonoses, das doenças transmitidas por vetores e dos agravos causados por animais peçonhentos.

Com isso, toda ação, atividade e estratégia de vigilância, prevenção e controle de zoonoses é de interesse para a saúde pública, devendo ser precedidas por avaliações sobre: magnitude, transcendência, potencial de disseminação, gravidade, severidade e vulnerabilidade referentes ao processo epidemiológico de instalação, transmissão e manutenção das zoonoses.

Todos esses fatores influenciam no desenvolvimento de medidas de **vigilância**, **prevenção** ou **controle**, por isso, devem ser bem caracterizados. Veja abaixo como são organizadas as ações de vigilância, prevenção e controle de zoonose, segundo o Ministério da Saúde (BRASIL, 2016):

Vigilância: é a área que deve desenvolver e executar ações, atividades e estratégias de vigilância de zoonoses e, dependendo do contexto epidemiológico, também de prevenção em seu território de atuação. Essas atividades são organizadas e executadas por meio de vigilância ativa ou passiva, acompanhe:

Vigilância ativa:

- Zoonoses monitoradas por programas nacionais de vigilância e controle do Ministério da Saúde: as ações caracterizam-se por serem executadas de forma permanente, com o objetivo de dar suporte aos programas de controle existentes. Para o desenvolvimento e a execução das ações de vigilância ativa, devem ser seguidas as normas técnicas vigentes dos programas nacionais de vigilância e controle.
- Zoonoses de relevância regional ou local, zoonoses emergentes e reemergentes: caracterizam-se pelo desenvolvimento e execução sistemá-

tica de medidas que visem a identificar precocemente o risco real de introdução ou reintrodução de uma zoonose, ou, ainda, a manutenção do ciclo de transmissão de uma zoonose prevalente na área em questão, com a finalidade de que a área de vigilância local possa intervir com ações de controle.

Vigilância passiva:

- Disponibilização de avaliação e recepção de um animal de relevância para a saúde pública, viabilizando o acesso da população, de instituições públicas e privadas para entrega desses animais. Este procedimento só é possível, quando o município ou a região possui uma Unidade de Vigilância de Zoonoses (UVZ). A cidade que não possuir, não tem a atribuição de providenciar esse serviço.
- Canal de comunicação com a população para informações sobre animais de interesse para a saúde pública, assim como, para a população notificar a área de vigilância de zoonoses, quando surgir um animal suspeito. Os canais de comunicação podem ser viabilizados por meio de números de telefones e endereços de *e-mail*.
- Integração e articulação de instituições e serviços públicos e privados que trabalham com animais ou amostras de animais, tais como: consultórios, clínicas e hospitais veterinários, *pet shops*, órgãos ambientais, da agricultura, entidades de proteção animal, laboratórios, universidades, entre outros, de modo que a conscientizar, incentivar e orientar essas entidades a notificar a área de vigilância de zoonoses, quando surgir um animal suspeito, em termos de saúde pública.

Saiba mais

As UVZ são estruturas físicas e técnicas vinculadas ao SUS. São responsáveis pela execução parcial ou total das atividades, ações e estratégias referentes à vigilância, à prevenção, ao controle de zoonoses e de acidentes causados por animais peçonhentos e venenosos, de relevância para a saúde pública.

Podem estar organizadas de forma municipal, regional e/ou estadual. Elas são, ainda, responsáveis por ações e serviços de vigilância das populações desses animais, com o objetivo de identificar oportuna e precocemente o risco e, assim, prevenir e monitorar as zoonoses.

Prevenção: as ações de prevenção de zoonoses se caracterizam por serem executadas de forma temporária ou permanente, conforme o contexto epidemiológico, por intermédio de três tipos de ações:

- Educação em saúde: desenvolvimento de atividades de educação em saúde na comunidade como um todo, visando à prevenção de zoonoses. É necessário priorizar as localidades mais vulneráveis, atuando em escolas e outros locais em que se possa atingir o público-alvo, de forma intensa e mais abrangente possível.
- Manejo ambiental: realizado somente, quando possível, para controlar ou, quando viável, para eliminar vetores e roedores. É preciso incentivar, orientar e educar a população na realização do manejo ambiental, praticando-as, quando necessário.
- Vacinação animal: efetuar a vacinação antirrábica de cães e gatos, de acordo com o preconizado para cada região, conforme o contexto epidemiológico da raiva na área e o recomendado pelo programa nacional de vigilância e controle da raiva do Ministério da Saúde.

Exemplo

A vacinação contra a raiva para cães e gatos é realizada em massa ou por bloqueio de foco, sendo uma das ferramentas do programa nacional de vigilância e controle da raiva no Brasil. A vacinação em massa é organizada por meio de campanha, podendo ser executada de casa em casa, por postos fixos ou, ainda, por uma estratégia que utilize as duas formas.

Controle: assim que uma situação real de risco de transmissão de zoonose ou a introdução de zoonoses de relevância para a saúde pública, em território local, for detectada, a área de vigilância deve iniciar a etapa de desenvolvimento e execução do controle da doença, implementando medidas cabíveis e viáveis. As ações de controle de zoonoses podem ser de três tipos:

- Controle do risco iminente de transmissão de zoonose: constatada a situação real de risco de transmissão de zoonose, em uma determinada área, relacionada a uma população-alvo de animais, se deve proceder com medidas de controle adequadas, além da manutenção da vigilância e intensificação de ações de prevenção, ambas adequadas à nova realidade epidemiológica. Esse controle visa à redução ou à eliminação, quando possível, do risco iminente de transmissão da zoonose para a população humana.

- Controle da zoonose incidente: uma vez instalado o ciclo de transmissão determinada zoonose em certa área, onde uma população animal esteja relacionada, se deve atuar com medidas de controle para a redução ou a eliminação, quando possível, do número de casos humanos da doença, intervindo de forma efetiva na interrupção do ciclo de transmissão.
- Controle da zoonose prevalente: manter as medidas de vigilância, ativa e passiva, e de prevenção, agindo com atitudes de controle para a redução ou eliminação, quando possível, do número de casos humanos da doença, intervindo de forma satisfatória na interrupção do ciclo de transmissão.

Logo, a avaliação e monitoração da efetividade das medidas de controle da zoonose-alvo devem ser realizadas durante e após a sua implementação. Dependendo do resultado da avaliação, é necessário continuar com as medidas de controle, até o alcance do objetivo, seja ele reduzir ou eliminar a doença ou o risco iminente. Por fim, as medidas de vigilância devem ser permanentes.

Exercícios

1. As zoonoses são definidas como doenças que são transmitidas de animais para humanos, ou de humanos para os animais. Assinale a alternativa que completa corretamente a afirmativa abaixo: "A transmissão direta das zoonoses ocorre..."
   a) principalmente, por meio de contato com secreções, como a saliva, o sangue, a urina, as fezes ou ferimentos, como arranhaduras ou mordeduras.
   b) principalmente, por meio de contato com secreções, como a saliva, o sangue, a urina e as fezes de vetores.
   c) eventualmente, por meio de contato com secreções, como a saliva, o sangue, a urina e fezes de vetores.
   d) eventualmente, por meio de contato com secreções, como a saliva, o sangue, a urina, as fezes ou ferimentos, como arranhaduras ou mordeduras de vetores.
   e) principalmente, por meio de contato com secreções, como a saliva, o sangue, a urina, as fezes ou ferimentos,

como arranhaduras ou mordeduras de vetores.

2. Mais de 200 doenças transmissíveis correspondem à definição de zoonose, proposta pela Organização Mundial da Saúde (OMS). Assim, para facilitar o estudo dessas doenças, diversas classificações têm sido propostas. Entre as alternativas abaixo, assinale aquela que apresenta, corretamente, as classificações de zoonoses:
a) Antropozoonoses, zooantroponoses e ampixenoses.
b) Antropozoonoses, zooantroponoses e vetores.
c) Antropozoonoses, agente etiológico e ampixenoses.
d) Parasitose, zooantroponoses e ampixenoses.
e) Antropozoonoses, zooantroponoses e amplificadores.

3. Nenhum ser vive isolado na natureza. Das suas interações mútuas resultam a competição, cooperação ou coexistência, entre outros tipos de relações. A partir desse contexto, assinale a alternativa que completa corretamente a afirmativa abaixo: "As ações de vigilância de zoonoses permitem uma adequada identificação das situações de risco e, posteriormente, ..."
a) a implementação de iniciativas com o objetivo de promover a saúde da população.
b) o acompanhamento de iniciativas com o objetivo de recuperar a saúde da população.
c) a implementação de iniciativas com o objetivo de reabilitar a saúde da população.
d) o acompanhamento de iniciativas com o objetivo de acompanhar a saúde da população.
e) a implementação de iniciativas com o objetivo de vistoriar a saúde da população.

4. A vigilância de zoonoses deve desenvolver e executar ações, atividades e estratégias de vigilância de zoonoses e, dependendo do contexto epidemiológico, também de prevenção, em seu território de atuação. Assim, assinale a alternativa que completa corretamente a afirmativa abaixo: "A monitorização das zoonoses, por programas nacionais de vigilância e controle do Ministério da Saúde, promove ações que se caracterizam por ser executadas..."
a) de forma permanente, visando a dar suporte aos programas de controle existentes.
b) de forma intermitente, visando a dar suporte aos programas de controle existentes.
c) de forma intermitente, visando a dar suporte aos novos programas, conforme forem implementados.
d) de forma permanente, visando a dar suporte aos novos programas, conforme forem implementados.
e) de forma permanente, visando a supervisionar os programas de controle existentes.

5. Assim que uma situação real de risco de transmissão de zoonose ou a introdução de zoonoses de relevância para a saúde pública, no território local, for detectada, a área de vigilância deve iniciar a etapa de desenvolvimento e execução do controle da doença, implementando medidas cabíveis e viáveis para seu controle. A avaliação e monitoração da efetividade das medidas de controle da zoonose-alvo devem ser realizadas durante e após sua implementação. Nesse contexto, assinale a alternativa correta:

a) Dependendo do resultado da avaliação, é necessário continuar com as medidas de controle até o alcance do objetivo, seja ele reduzir, eliminar a doença ou o risco iminente.
b) Dependendo do resultado da avaliação, é necessário interromper as medidas de controle até que as metas sejam reformuladas, com o objetivo de reduzir, eliminar a doença ou o risco iminente.
c) Indiferente do resultado da avaliação, é necessário interromper as medidas de controle, quando ocorrer o alcance do objetivo, seja ele reduzir, eliminar a doença ou o risco iminente.
d) Dependendo do resultado da avaliação, é necessário continuar com as medidas de controle até o alcance do objetivo, ou seja, eliminar a doença ou o risco iminente.
e) Dependendo do resultado da avaliação, é necessário descontinuar com as medidas de controle, caso não alcance o objetivo, ou seja, não reduza a doença nem o risco iminente.

Referências

ACHA, P. N.; SZYFRES, B. *Zoonosis y enfermedades transmisibles comunes al hombre y a los animales*. 3. ed. Washington: OPAS, 2001.

BRASIL. Ministério da Saúde. Secretaria de Vigilância em Saúde. Departamento de Vigilância das Doenças Transmissíveis. *Manual de vigilância, prevenção e controle de zoonoses*: normas técnicas e operacionais. Brasília, DF: Ministério da Saúde, 2016.

COMIS, R. et al. Atividade de EA visando a melhoria da qualidade de vida da população do CEANE, em Uruguaiana, RS: prevenção das zoonoses e doenças transmitidas pela água não tratada. *Educação Ambiental em Ação*, ano 3, n. 11, 2005. Disponível em: <http://www.revistaea.org/artigo.php?idartigo=275>. Acesso em: 04 nov. 2018.

RECIFE. Prefeitura Municipal. Secretaria de Saúde. *Fichas de registros*: Unidade de Saúde da Família do Córrego da Fortuna, Distrito Sanitário 3. Recife: Prefeitura do Recife, 2006.

WORLD HEALTH ORGANIZATION. *Zoonoses*. 2018. Disponível em: <http://www.who.int/topics/zoonoses/en/>. Acesso em: 04 nov. 2018.

Leituras recomendadas

ÁVILA-PIRES, F. D. de. Zoonose: hospedeiro e reservatório. *Cadernos de Saúde Pública*, v. 5, n. 1, p. 82-97, jan./mar. 1989. Disponível em: <http://www.scielo.br/pdf/csp/v5n1/07.pdf>. Acesso em: 04 nov. 2018.

LIMA, A. M. A. et al. Percepção sobre o conhecimento e profilaxia das zoonoses e posse responsável em pais de alunos do pré-escolar de escolas situadas na comunidade localizada no bairro de Doois Irmãos na cidade do Recife (PE). *Ciência e Saúde Coletiva*, v. 15, supl. 1, p. 1457-1464, 2010. Disponível em: <https://www.scielosp.org/pdf/csc/2010.v15suppl1/1457-1464/pt>. Acesso em: 04 nov. 2018.

ZANELLA, J. R. C. Zoonoses emergentes e reemergentes e sua importância para saúde e proteção animal. *Pesquisa Agropecuária Brasileira*, v. 51, n. 5, p. 510-519, maio 2016. Disponível em: <http://www.scielo.br/pdf/pab/v51n5/1678-3921-pab-51-05-00510.pdf>. Acesso em: 04 nov. 2018.

Sistemas de informações em saúde

Objetivos de aprendizagem

Ao final deste texto, você deve apresentar os seguintes aprendizados:

- Explicar o que são sistemas de informação em saúde e sua finalidade.
- Reconhecer os sistemas de informação que instrumentalizam e apoiam a gestão do SUS em todas as esferas do governo.
- Descrever três sistemas de informação em saúde utilizados no Brasil.

Introdução

Os sistemas de informação em saúde são compostos por uma estrutura capaz de garantir o alcance e a transformação de dados em informações, por intermédio de ações dos profissionais envolvidos em processos de seleção, coleta, classificação, armazenamento, análise, divulgação e recuperação de elementos.

A informação proporciona um novo ponto de vista para a interpretação de eventos ou fenômenos, o que possibilita a compreensão de significados que pareciam imperceptíveis. Deste modo, a informação é um meio ou material necessário para extrair e construir o conhecimento.

Neste capítulo, você irá estudar os sistemas de informação em saúde e seus respectivos propósitos, distinguir os conjuntos que instrumentalizam e apoiam a gestão do SUS, além da representação de três sistemas de informação mais aplicados no país.

Sistemas de informação em saúde

A informação é um instrumento fundamental para a tomada de decisões, pois constitui fator desencadeador do processo informação–decisão–ação, tríade que sintetiza, de forma geral, a dinâmica das atividades de vigilância em saúde.

Para melhor contextualização, é preciso que você compreenda a diferença entre dado e informação, porque é comum ocorrer confusão em relação a estes conceitos:

- **Dado** — é definido como um valor quantitativo referente a um fato ou circunstância, o número bruto que ainda não sofreu tratamento estatístico ou, em outras palavras, a matéria-prima para produção de informação.
- **Informação** — é definida como a percepção obtida a partir dos dados, o dado trabalhado ou o resultado da análise e combinação de vários dados. Após a obtenção da informação, é necessário interpretá-la dentro do contexto do qual ela faz parte, assim, resultará em uma descrição de situação real, associada a um referencial explicativo sistemático.

Observe na Figura 1 a representação dos itens que compõem a informação:

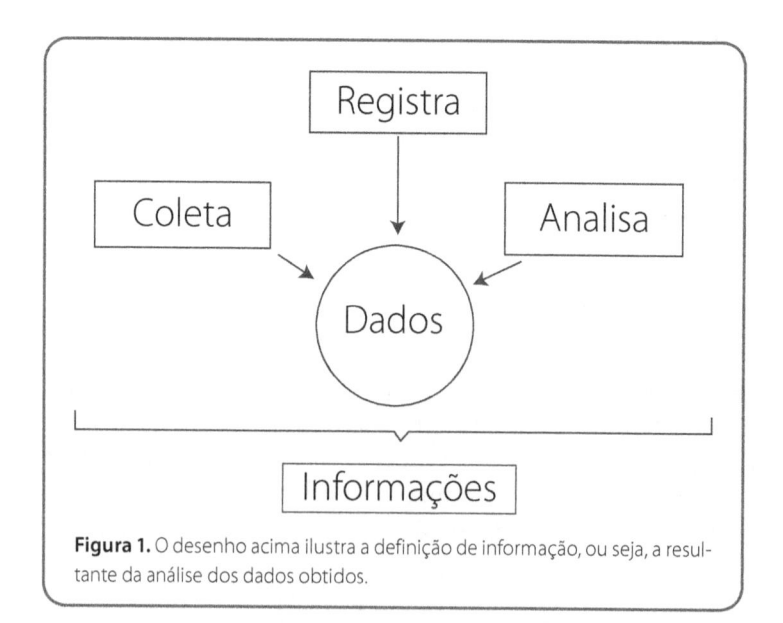

Figura 1. O desenho acima ilustra a definição de informação, ou seja, a resultante da análise dos dados obtidos.

É importante salientar que a **informação em saúde** é a base da gestão dos serviços, uma vez que orienta a implantação, acompanhamento e avaliação dos modelos de atenção à saúde e das ações de prevenção e controle de doenças.

Os dados e/ou informações advindos de outros setores, também, podem ser de interesse da saúde, cabe aos gestores articular com os diversos órgãos que os produzem, de modo a complementar e estabelecer um fluxo regular de informação em cada nível do setor saúde, para que, assim, eles sejam bem aproveitados na esfera da saúde.

Outra definição importante, para este contexto, é a de **sistema**, compreendido como o conjunto integrado de partes que se articulam para uma finalidade comum. Por sua vez, **sistema de informação** é descrito como o conjunto de unidades de produção, análise e divulgação de dados que atua integrado e articulado, com o propósito de atender às demandas para o qual foi criado. Resumidamente, um sistema de informação deve dispor de suporte necessário para que o planejamento, as decisões e as ações dos gestores, no nível do qual faz parte (municipal, estadual e federal), não se baseie em dados subjetivos, conhecimentos ultrapassados ou conjecturas, mas, sim, em informações atuais e objetivas relativas à realidade analisada (BRASIL, 2005).

Então, os **Sistemas de Informação em Saúde (SIS)** são instrumentos padronizados de monitoramento e coleta de dados cujo o objetivo é o fornecimento de informações para análise e melhor compreensão de importantes problemas de saúde da população, isso, por sua vez, subsidia, instrumentaliza e apoia as decisões do Sistema Único de Saúde (SUS) em todas as esferas, nos processos de planejamento, regulação, controle, avaliação e auditoria (BRASIL, 2005).

São constituídos por vários subsistemas e têm, como objetivo geral, facilitar a formulação e avaliação das políticas, planos e programas de saúde, contribuindo com o processo de tomada de decisões. Para isso, contam com os requisitos técnicos e profissionais essenciais ao planejamento, coordenação e supervisão das atividades relativas à coleta, registro, processamento, análise, apresentação, difusão de dados e geração de informações.

Um de seus fundamentos básicos, na concepção do SUS, é proporcionar a análise da situação de saúde local, tomando como referencial microrregiões homogêneas e considerando, principalmente, a realidade daquele lugar, ou seja, as condições de vida da população na determinação do processo saúde-doença.

Sendo assim, o nível local tem, então, responsabilidades, não apenas com a alimentação do SIS, mas também, com a sua organização e gestão. Portanto, outro aspecto de grande importância é o entendimento do sistema de informação, que deve ser hierarquizado e seu fluxo de dados deve ocorrer de forma ascendente, de modo inversamente proporcional à agregação geográfica. Em outras palavras, no nível local é necessário dispor, para as análises epidemiológicas, de maior número de variáveis.

Atualmente, os recursos usados no processamento eletrônico estão sendo amplamente utilizados pelos SIS, aumentando sua eficiência, já que possibilitam a obtenção e processamento de um volume de dados cada vez maior. Além disso, permitirem a articulação entre diferentes subsistemas.

Logo, a compatibilidade das principais bases de dados dos diversos SIS, com o objetivo de sua utilização conjunta, é uma meta buscada há um certo tempo pelos profissionais que trabalham com a informação no setor saúde, porque proporcionaria uma maior dinâmica. Ou seja, as ações de vigilância são potencializadas por meio da utilização de sistemas nacionais de informações. Tal compatibilidade se apresenta como pré-requisito para o melhor desenvolvimento de uma política de informação e informática para no SUS (BRASIL, 2005).

> **Fique atento**
>
> No Brasil, diversos SIS federais foram instituídos antes da implantação do SUS e os seus objetivos estavam direcionados apenas para os governos federal e/ou estadual. Assim, os municípios assumiam o papel de coletores de dados e, com frequência, ocorria a subutilização das informações. Deste modo, eles não participavam ativamente do processo de elaboração dos planejamentos, dispondo de pouca ou nenhuma experiência e autonomia para a formulação de políticas e tomada de decisões. Somente, a partir da Norma Operacional Básica do SUS (NOB/SUS 01/96), cresceu a responsabilidade dos municípios em relação ao seu papel decisório nas ações em seu território (VIDOR; FISHER; BORDIN, 2011).

Sistemas de informação em saúde: instrumento de apoio à gestão do SUS

O processo de gestão da área da saúde exige a capacidade de enfrentar problemas de alta complexidade diariamente, assim como, tomar decisões de alta relevância social. Desta maneira, a informação deve ser entendida como um fator esclarecedor de incertezas, que possibilite um planejamento mais próximo das necessidades de saúde para atingir uma situação futura esperada.

O crescimento da difusão da tecnologia da informática possibilitou o acesso ágil a bases de dados com informações variadas e desagregadas sobre saúde:

- Informações epidemiológicas (óbitos, nascidos vivos, doenças de notificação compulsória).
- Informações assistenciais (internações, consultas, exames, tratamentos).
- Informações para monitoramento de programas específicos (PSF, PNI, Hiperdia).
- Informações de cadastro (estabelecimentos, cartão SUS etc.).

É importante dizer que a disponibilidade de informações não garante a assertividade das ações. Ao utilizar as informações, aquele que as usa deve fazer perguntas pertinentes, para que seja possível mapear, adequadamente, o cenário e definir os objetivos desejados. Em geral, o que se pretende é a redução máxima das incertezas para subsidiar o processo de tomada de decisão com base em evidências. Para tanto, é necessário conhecer o usuário dos serviços, os territórios, as inter-relações com o meio ambiente, características socioculturais, entre outras características da esfera verificada.

A medida da realidade é dada por meio de indicadores de saúde, que se configuram como parâmetros, aplicados com o objetivo de avaliar a situação de saúde, bem como, fornecer contribuições para o processo de planejamento. Desta forma, por intermédio de indicadores, é possível acompanhar tendências históricas de diferentes coletividades, na mesma época ou da mesma coletividade, em diferentes períodos (ROUQUAYROL; ALMEIDA FILHO, 2003).

Saiba mais

A década de 1970 marcou a história das estatísticas de saúde no Brasil, pois este período foi marcado pela Lei Federal nº 6.015/73, que regulamentou o registro civil no país e atribuiu ao Instituto Brasileiro de Geografia e Estatística (IBGE) a responsabilidade pelas estatísticas originadas a partir dele. Outro marco importante, foi em 1975, a realização da primeira reunião nacional sobre SIS, durante a conferência nacional de saúde. Alguns dos principais sistemas de informações de saúde, de abrangência nacional, foram criados entre meados da década de 1970 e princípios dos anos 1980 (BRASIL, 2018).

O uso de indicadores socioeconômicos, demográficos e de saúde permite conhecer as características de uma determinada população e sua evolução, ao longo do tempo, no território. O acesso aos indicadores, obtidos de sistemas de informação, aumenta a capacidade da gestão em intervir nos pontos críticos, ou seja, nos problemas que, se enfrentados, farão grande diferença na transformação da realidade. Veja a seguir as principais categorias de informação que devem estar ao alcance das gerências das três esferas de gestão (CARVALHO; EDUARDO, 1998):

- **Demográfico/econômico-social e cultural:** os censos populacionais periódicos ou ocasionais permitem conhecer a estrutura de uma população, em determinada área geográfica, como por exemplo, sexo, idade, constituindo as pirâmides de população, estado civil, religião, nacionalidade, entre outras características sociais, econômicas e culturais.
- **Eventos vitais:** referem-se ao registro de nascimentos vivos, nascimentos mortos, óbitos etc. Fornecem dados importantes para a confecção de vários indicadores, como mortalidade, morbidade, vida média ou esperança de vida e cobertura das ações.
- **Morbidade:** permite o registro de doenças por sexo, idade, procedimentos médicos, raça, nacionalidade, procedência e outras variáveis de interesses clínico, epidemiológico, social, econômico e cultural. Assim, viabiliza importantes dados coletados, de forma periódica ou ocasional, para o controle das doenças, investigação de etiologia e patogenia, relação com fatores econômicos, sociais e culturais, como também, para a investigação da eficácia das medidas preventivas e terapêuticas.
- **Classificação internacional de doenças:** agrupa as doenças ou eventos, segundo as características semelhantes apresentadas, criando a nomenclatura de doenças e sua classificação. Além da padronização e universalização do diagnóstico, fornece os códigos das enfermidades para fins clínicos, epidemiológicos e de processamento das informações.
- **Avaliação hospitalar:** porcentagem da ocupação, mortalidade, necropsia, infecção e outros agravos em ambiente hospitalar. Fornece dados sobre números de consultas produzidas, por idade, sexo, tipos de procedimento e outras variáveis de interesse. Também, permite a construção de indicadores de cobertura populacional e utilização dos serviços, concentração das atividades por paciente, produtividade e outros.
- **Qualidade:** refere-se, principalmente, aos sistemas de avaliação sanitária dos estabelecimentos prestadores de serviços de saúde ou produtores de alimentos, medicamentos e equipamentos, saneantes. Permite conhecer as condições técnicas de funcionamento desses estabelecimentos, as circunstâncias de risco, a qualidade de produtos, como alimentos e medicamentos.

- **Administrativo:** gestão financeira/orçamento, folha de pagamento e recursos humanos, gestão de estoques de materiais de consumo, equipamentos e outros bens patrimoniais, além do controle de processos/expediente administrativo.

A Portaria nº 2.135, de 25 de setembro de 2013, estabelece diretrizes para o processo de planejamento, no âmbito do SUS, e define que a **análise situacional** deve ser orientada pelos seguintes temas (BRASIL, 2013):

- Estrutura do sistema de saúde.
- Redes de atenção à saúde.
- Condições sócio-sanitárias.
- Fluxos de acesso.
- Recursos financeiros.
- Gestão do trabalho e da educação na saúde.
- Ciência, tecnologia, produção e inovação em saúde e gestão.

Deste modo, a submissão aos SIS é evidente, tanto em caráter diagnóstico, quanto em monitoramento e avaliação das mudanças nos indicadores, após a implementação de planos de saúde.

Logo, as informações são fundamentais para a definição de ações, monitoramento e avaliação. Elas podem ser obtidas de várias fontes, porém, é fundamental saber buscá-las, visto que são relevantes para a composição da **análise situacional do plano de saúde**, justamente, para a definição de objetivos, priorização de ações, assim como para o registro do andamento das ações de monitoramento, avaliação e controle social.

Saiba mais

Entre os sistemas nacionais de informação em saúde existentes, alguns se destacam em razão de sua maior relevância para a vigilância epidemiológica:
- Sistema de Informação de Agravos de Notificação (Sinan).
- Sistema de Informações sobre Mortalidade (SIM).
- Sistema de Informações sobre Nascidos Vivos (Sinasc).
- Sistema de Informações Hospitalares (SIH/SUS).
- Sistema de Informações Ambulatoriais do SUS (SIA/SUS).

É inquestionável a contribuição dos SIS e suas ferramentas eletrônicas associadas para o processo de planejamento no SUS. A qualidade do processo de gestão e planejamento está intimamente e diretamente relacionada à capacidade dos gestores em explorar a potencialidade dos referidos sistemas.

Na vigência de uma realidade, com vastos dados gerados cotidianamente na esfera do SUS, não é possível se desviar da responsabilidade de fazer uso e de aplicar as informações disponíveis, dependendo da efetividade das ações empreendidas no campo do cuidado em saúde.

Por ocasião das definições de ações previstas, o gestor precisa ir além de seu plano de governo, porque o objetivo final é atender às necessidades de saúde da população. Não se pode conhecer tais necessidades, de forma sistemática, sem o uso dos SIS para atuarem, estrategicamente, na agenda de trabalho da gestão em saúde (UNIVERSIDADE FEDERAL DO MARANHÃO, 2016).

Os sistemas de informações em saúde mais aplicados no Brasil: Sinan, SIME, SIAB

Sinan

O Sistema de Informação de Agravos de Notificação (Sinan) tem como objetivo coletar, transmitir e disseminar dados gerados rotineiramente pelo sistema de vigilância epidemiológica das três esferas de governo, por intermédio de uma rede informatizada de apoio ao processo de investigação e subsídio à análise de informações da vigilância epidemiológica das doenças de notificação compulsória.

Suas atribuições, nas três esferas de governo, com relação à gestão, estruturação e operacionalização do sistema de informação epidemiológica informatizada, possuem o objetivo de garantir a alimentação permanente e regular de dados nacionais, estaduais e municipais, sendo definidas pela Portaria MG/MS n.º 1.399, Portaria GM/MS n.º 95 e Instrução Normativa SVS/MS n.º 2. Acompanhe um resumo das atribuições desse sistema, de acordo com a esfera de competência (BRASIL, 2007):

União: compete à Secretaria de Vigilância em Saúde/Ministério da Saúde (SVS/MS), como gestora nacional do Sinan:

- estabelecer diretrizes e normas técnicas para o Sinan;

- prestar apoio técnico às unidades federadas para utilização e operacionalização do Sinan;
- estabelecer fluxos e prazos para o envio de dados em nível estadual;
- atualizar e fornecer as versões do Sinan e os modelos de instrumentos de coleta de dados para as unidades federadas;
- coordenar a seleção dos códigos correspondentes aos agravos de interesse estadual e municipal, segundo a Classificação Internacional de Doenças (CID 10);
- consolidar os dados provenientes das unidades federadas;
- informar às unidades federadas a ocorrência de casos de notificação compulsória, detectados em países que fazem fronteira com o Brasil, ou a ocorrência de surtos/epidemias, com risco de disseminação no país;
- avaliar regularidade, completitude, consistência e integridade dos dados, bem como a duplicidade de registros, efetuando os procedimentos definidos como de responsabilidade do nível nacional para manutenção da qualidade da base de dados;
- realizar análises epidemiológicas e operacionais;
- retroalimentar as informações para os integrantes do sistema;
- divulgar informações e análises epidemiológicas.

Estado:

- consolidar os dados do Sinan provenientes dos municípios;
- prestar apoio técnico aos municípios para utilização e operacionalização do Sinan;
- coordenar a seleção dos códigos correspondentes à tabela de estabelecimentos de saúde a ser utilizada pelo Sinan;
- estabelecer fluxos e prazos para o envio de dados em nível municipal, respeitando os fluxos e prazos estabelecidos pela SVS/MS;
- distribuir as versões do Sinan e seus instrumentos de coleta de dados para os municípios;
- enviar os dados à SVS/MS regularmente, observados os prazos estabelecidos na Portaria;
- informar às outras unidades federadas a ocorrência de casos de notificação compulsória, detectados na sua área de abrangência (residentes em outras unidades federadas), ou a ocorrência de surtos/epidemias, com risco de disseminação no país;
- informar à SVS/MS a ocorrência de surtos ou epidemias, com risco de disseminação no país;

- avaliar a regularidade, completitude, consistência e integridade dos dados, bem como a duplicidade de registros, efetuando os procedimentos definidos como de responsabilidade da unidade federada para a manutenção da qualidade da base de dados;
- realizar análises epidemiológicas e operacionais;
- retroalimentar as informações para os integrantes do sistema;
- divulgar informações e análises epidemiológicas;
- normatizar os aspectos técnicos de maneira complementar à atuação do nível federal para a sua área de abrangência.

Municípios:

- prestar apoio técnico às unidades notificantes;
- coletar e consolidar os dados provenientes de unidades notificantes;
- estabelecer fluxos e prazos para o envio de dados pelas unidades notificantes, respeitando os fluxos e prazos estabelecidos pela SVS/MS;
- enviar os dados para nível estadual, observados os fluxos e prazos estabelecidos pelos estados e pela SVS/MS;
- distribuir as versões do Sinan e seus instrumentos de coleta de dados para as unidades notificantes;
- informar à unidade federada a ocorrência de casos de notificação compulsória, detectados na sua área de abrangência, residentes em outros municípios, ou a ocorrência de surtos/epidemias, com risco de disseminação no país;
- avaliar a regularidade, completitude, consistência e integridade dos dados, bem como a duplicidade de registros, efetuando os procedimentos definidos como de responsabilidade do município para a manutenção da qualidade da base de dados;
- realizar análises epidemiológicas e operacionais;
- retroalimentar os dados para os integrantes do sistema;
- divulgar informações e análises epidemiológicas;
- normatizar aspectos técnicos em caráter complementar à atuação do nível estadual para a sua área de abrangência;
- executar a rotina *fluxo de retorno* para obter os casos residentes notificados por outros municípios/estados e disponibilizar o arquivo gerado para os seus distritos sanitários, semanalmente.

Distrito Federal: compete, simultaneamente, as atribuições referentes a estados e municípios.

SIME

O Sistema Integrado de Monitoramento de Eventos em Saúde Pública (SIME) é uma plataforma para o registro e acompanhamento de eventos de importância em saúde pública da SVS. Foi desenvolvido pela equipe de tecnologia da informação, da Coordenação Geral de Vigilância e Resposta (CGVR) às emergências em saúde pública e, é gerenciado pela equipe técnica do Centro de Informações Estratégicas de Vigilância em Saúde (CIEVS/SVS/MS). Apresenta acesso restrito aos usuários cadastrados.

O SIME possui diferentes módulos em que, respectivamente, são registradas:

- notificações recebidas pela SVS, CIEVS estaduais e municipais, por profissionais de saúde, entre outros;
- eventos com importância para monitoramento no SIME — casos que configuram um potencial Evento de Saúde Pública de Importância Nacional (ESPIN) ou Evento de Saúde Pública de Importância Internacional (ESPII) com importância para monitoramento pelo CIEVS;
- registros dos informes (vigilância internacional) e os rumores (imprensa, mídia social e outros). Além do registro, o SIME permite a atualização *on-line* das informações e monitoramento das notificações, eventos, informes e rumores, bem como acompanhamento da emissão de relatórios e de pesquisas, podendo ser acessado pelas áreas técnicas e CIEVS locais.

Os CIEVS têm como finalidade incentivar a captação de notificações, prospecção, manejo e análise de dados, além de informações estratégicas relevantes à prática da vigilância em saúde, assim como, congregar mecanismos de comunicação avançados. Com isso, foi constituído no Departamento de Doenças Transmissíveis (DEVIT), no âmbito da SVS/MS, em março de 2006. Também, atua como unidade operacional do Ministério da Saúde para comunicação de possíveis emergências junto à Organização Pan Americana da Saúde (OPAS/OMS). Para apoio ao cumprimento das suas atribuições na detecção, avaliação e monitoramento de Eventos de Saúde Pública (ESP), a partir de 2007, o CIEVS/SVS/MS passou a contar, também, com centros similares estruturados nas Secretarias Estaduais de Saúde (SES) e nas Secretarias Municipais (SMS) das capitais.

No âmbito da SVS, o Comitê de Monitoramento de Eventos de importância para a Saúde Pública (CME) e o SIME completam, junto ao CIEVS, as estruturas de gestão e acompanhamento de eventos de importância para a saúde pública.

O Regulamento Sanitário Internacional (RSI) é um instrumento jurídico internacional elaborado para ajudar a proteger os países contra a propagação internacional de doenças, incluindo os riscos para saúde pública e as emergências de saúde pública. Desde que entrou em vigor, no dia 15 de julho de 2007, está juridicamente atuante em 194 países. Assim, conforme o instrumento de decisão para a avaliação e notificação dos eventos, segundo o anexo 2 do RSI, os eventos de saúde pública são monitorados pelo CIEVS/MS nas seguintes situações:

- impacto grave sobre a saúde pública;
- evento incomum ou inesperado;
- existência de risco significativo de propagação;
- existência de risco significativo de restrições ao comércio ou viagens.

SIAB

O Sistema de Informação da Atenção Básica (SIAB) foi implantado em 1998, substituindo o Sistema de Informação do Programa de Agentes Comunitários de Saúde (SIPACS).

Desta maneira, este sistema foi desenvolvido como instrumento gerencial dos sistemas locais de saúde e agrupou, em sua formulação, conceitos como território, problema e responsabilidade sanitária, estando completamente inserido no contexto de reorganização do SUS no país, o que fez com que assumisse características distintas dos demais sistemas existentes. Tais características significaram avanços concretos no campo da informação em saúde. Entre elas são destacadas:

- microespacialização de problemas de saúde e de avaliação de intervenções;
- utilização mais ágil e oportuna da informação;
- produção de indicadores capazes de cobrir todo o ciclo de organização das ações de saúde, a partir da identificação de problemas;
- consolidação progressiva da informação, partindo de níveis menos agregados para mais agregados.

Por meio do SIAB, informações sobre cadastros de famílias, condições de moradia e saneamento, situação de saúde, produção, além de composição das equipes de saúde podem ser obtidas. É considerado o principal instrumento de monitoramento das ações do programa saúde da família, e sua gestão é feita na Coordenação de Acompanhamento e Avaliação (CAA/DAB/SAS). Sua missão é monitorar e avaliar a atenção básica, instrumentalizando a gestão, fomentando e consolidando a cultura avaliativa nas três instâncias de gestão do SUS.

Faz parte das ações estratégicas da política definida pelo Ministério da Saúde a disponibilização da base de dados do SIAB na internet, com o objetivo de fornecer informações que subsidiem a tomada de decisão pelos gestores do SUS, também, a instrumentalização pelas instâncias de controle social, divulgando, assim, os dados para o uso em todos os atores envolvidos na consolidação do SUS.

Exercícios

1. A informação em saúde é a base da gestão de serviços, porque orienta a implantação, o acompanhamento e a avaliação dos modelos de atenção à saúde e das ações de prevenção e controle de doenças. Sendo assim, assinale a alternativa que define, corretamente, dado e informação:
   a) Dado — é definido como um valor quantitativo referente a um fato ou circunstância, o número bruto. Informação — é definida como a percepção obtida a partir do dado trabalhado, o resultado da análise e a combinação de vários dados.
   b) Dado — é definido como a percepção obtida a partir da informação trabalhada, o resultado da análise e a combinação de informações. Informação — é definida como um valor quantitativo referente a um fato ou circunstância, o número bruto.
   c) Dado — é definido como um valor analisado referente a um fato ou circunstância, o número trabalhado. Informação — é definida como a percepção obtida a partir do dado trabalhado, o resultado da análise e a combinação de vários dados.
   d) Dado — é definido como um valor quantitativo referente a um fato ou circunstância, o número bruto. Informação — é definida como a percepção obtida a partir do dado bruto, o resultado da coleta de dados.
   e) Dado — é definido como um valor qualitativo referente a um fato ou circunstância, o número analisado. Informação — é definida como a percepção obtida a partir do dado bruto, o resultado da coleta de dados.

2. Sistema de informação pode ser definido como o conjunto de unidades de produção, análise e divulgação de dados que atuam integradas e articuladamente com o propósito de atender às demandas para o qual foi criado. Com relação ao sistema de informações em saúde, assinale a alternativa que completa corretamente a afirmativa a seguir: Os sistemas de informação em saúde são instrumentos padronizados de monitoramento e coleta de dados cujo o objetivo é...

a) o fornecimento de informações para análise e melhor compreensão de importantes problemas de saúde da população, isso, por sua vez, não influencia nas decisões do SUS em qualquer esfera de atuação.

b) o fornecimento de informações para análise e melhor compreensão de importantes problemas de saúde da população, isso, por sua vez, subsidia, instrumentaliza e apoia as decisões do SUS na esfera municipal.

c) o fornecimento de informações para análise e melhor compreensão de importantes problemas de saúde da população, isso, por sua vez, subsidia, instrumentaliza e apoia as decisões do SUS na esfera estadual.

d) o fornecimento de informações para análise e melhor compreensão de importantes problemas de saúde da população, isso, por sua vez, subsidia, instrumentaliza e apoia as decisões do SUS na esfera federal.

e) o fornecimento de informações para análise e melhor compreensão de importantes problemas de saúde da população, isso, por sua vez, subsidia, instrumentaliza e apoia as decisões do SUS em todas as esferas.

3. O acesso aos indicadores, obtidos de sistemas de informação, aumenta a capacidade da gestão para intervir nos pontos críticos, ou seja, nos problemas que, se enfrentados, farão grande diferença na transformação da realidade. Neste contexto, assinale a alternativa que apresenta uma afirmativa correta:

a) O uso de indicadores de saúde é o suficiente para nos permitir conhecer as características de uma determinada população e sua evolução, ao longo do tempo, no território.

b) O uso de indicadores socioeconômicos, demográficos e de saúde nos permite conhecer as características de uma determinada população e sua evolução, ao longo do tempo, no território.

c) O uso de indicadores socioeconômicos é o suficiente para nos permitir conhecer as características de uma determinada população e sua evolução, ao longo do tempo, no território.

d) O uso de indicadores demográficos é o suficiente para nos permitir conhecer as características de uma determinada população e sua evolução, ao longo do tempo, no território.

e) O uso de indicadores culturais é o suficiente para nos permitir conhecer as características de uma determinada população e sua evolução, ao longo do tempo, no território.

4. Este sistema de informações tem como objetivo coletar, transmitir e disseminar dados gerados rotineiramente pelo sistema de vigilância epidemiológica das três esferas de governo, por intermédio de uma rede informatizada que apoia o processo de investigação e oferta subsídios para a análise das informações de vigilância epidemiológica de doenças de notificação compulsória. O parágrafo acima refere-se a qual sistema?

a) Ao Sistema de Informação da Atenção Básica (SIAB).
b) Ao Sistema Integrado de Monitoramento de Eventos em Saúde Pública (SIME).
c) Ao Sistema de Informação de Agravos de Notificação (Sinan).
d) Ao Sistema de Notificação de Nascidos Vivos (SINASC).
e) Ao Sistema Nacional de Vigilância Sanitária (Notivisa).

5. Por meio do Sistema de Informação da Atenção Básica (SIAB), as informações sobre cadastros de famílias, condições de moradia, saneamento, situação de saúde, produção e composição das equipes de saúde podem ser obtidas. Logo, é considerado o principal instrumento de monitoramento das ações do programa Saúde da família. Assinale a alternativa que apresenta o objetivo do SIAB:

a) Monitorar e avaliar a atenção básica, instrumentalizando a gestão e consolidando a cultura avaliativa nas três instâncias de gestão do SUS.
b) Monitorar e avaliar o sistema de informações, instrumentalizando a gestão e consolidando a cultura avaliativa nas três instâncias de gestão do SUS.
c) Monitorar e avaliar a atenção básica, instrumentalizando a gestão e consolidando a cultura avaliativa na instância local de gestão do SUS.
d) Monitorar e avaliar a atenção básica, instrumentalizando a gestão e consolidando a cultura avaliativa na instância estadual de gestão do SUS.
e) Monitorar e avaliar a atenção básica, instrumentalizando a gestão e consolidando a cultura avaliativa na instância nacional de gestão do SUS.

Referências

BRASIL. Ministério da Saúde. Secretaria de Vigilância em Saúde. *Guia de vigilância epidemiológica*. 6. ed. Brasília, DF: Ministério da Saúde, 2005.

BRASIL. Ministério da Saúde. Secretaria de Vigilância em Saúde. Departamento de Vigilância Epidemiológica. *Sistema de Informação de Agravos de Notificação – Sinan*: normas e rotinas. 2. ed. Brasília, DF: Ministério da Saúde, 2007. Disponível em: <http://portalsinan.saude.gov.br/images/documentos/Aplicativos/sinan_net/Manual_Normas_e_Rotinas_2_edicao.pdf>. Acesso em: 15 dez. 2018.

BRASIL. Ministério da Saúde. *Sistema de Informação da Atenção Básica*. 2018. Disponível em: <http://www2.datasus.gov.br/SIAB/index.php?area=01>. Acesso em: 15 dez. 2018.

BRASIL. Ministério da Saúde. *Portaria nº 2.135, de 25 de setembro de 2013*. Brasília, DF, 2013. Disponível em: <http://bvsms.saude.gov.br/bvs/saudelegis/gm/2013/prt2135_25_09_2013.html>. Acesso em: 15 dez. 2018.

CARVALHO, A. O.; EDUARDO, M. B. P. *Sistemas de informação em saúde para municípios*. São Paulo: Faculdade de Saúde Pública da Universidade de São Paulo, 1998. v. 6. (Série Saúde & Cidadania).

ROUQUAYROL, M. Z.; ALMEIDA FILHO, N. (Org.). *Epidemiologia & Saúde*. 6. ed. Rio de Janeiro: Medsi, 2003.

UNIVERSIDADE FEDERAL DO MARANHÃO. *Gestão pública em saúde*: sistemas de informação de apoio à gestão em saúde. São Luís, 2016. (Guia de Gestão Pública em Saúde, Unidade VI). Disponível em: <http://www.unasus.ufma.br/site/files/livros_isbn/isbn_gp06.pdf>. Acesso em: 15 dez. 2018.

VIDOR, A. C.; FISHER, P. D.; BORDIN, R. Utilização dos sistemas de informação em saúde em municípios gaúchos de pequeno porte. *Revista de Saúde Pública*, v. 45, n. 1, p. 24-30, 2011. Disponível em: <http://www.scielo.br/pdf/rsp/v45n1/1399.pdf>. Acesso em: 15 dez. 2018.

Leituras recomendadas

BRANDÃO, A. C. S.; SILVA, J. R. de A. A contribuição dos Sistemas de Informação em Saúde (SIS) para o processo de auditoria do SUS. *Revista Eletrônica de Atualização em Saúde*, v. 1, n. 1, jan./jun. 2015. Disponível em: <http://atualizarevista.com.br/wp-content/uploads/2015/01/A-contribuicao-dos-sistemas-de-informacao-em-saude-sis-para-o-processo-de-auditoria-do-sus-revista-atualiza-saude-v1-n1.pdf>. Acesso em: 15 dez. 2018.

PACHECO, F. C. et al. Análise do Sistema de Informação da Vigilância de Eventos Adversos Pós-vacinação no Brasil, 2014 a 2016. Revista Panamericana de Salud Publica, v. 42, p. 1-8, 2018. Disponível em: <https://www.scielosp.org/pdf/rpsp/2018.v42/e12/pt>. Acesso em: 15 dez. 2018.

PINHEIRO, A. L. S. et al. Gestão da saúde: o uso dos sistemas de informação e o compartilhamento de conhecimento para a tomada de decisão. *Texto & Contexto Enfermagem*, v. 25, n. 3, e3440015, 2016. Disponível em: <http://www.scielo.br/pdf/tce/v25n3/pt_0104-0707-tce-25-03-3440015.pdf>. Acesso em: 15 dez. 2018.

Saúde do trabalhador

Objetivos de aprendizagem

Ao final deste texto, você deve apresentar os seguintes aprendizados:

- Explicar os pressupostos básicos da saúde do trabalhador no Brasil.
- Identificar a relação da saúde do trabalhador com a vigilância em saúde.
- Descrever ações de promoção da saúde do trabalhador.

Introdução

A saúde do trabalhador é um campo da saúde coletiva que abrange práticas interdisciplinares e entre instituições, originada na medicina social latino-americana e influenciada, também, pela vivência italiana na área. Sua abordagem busca ir além da saúde ocupacional e da medicina do trabalho, porque envolve outras ciências, como a epidemiologia, a administração e planejamento em saúde e as ciências sociais na saúde, entre outras.

Neste capítulo, você vai entender os pressupostos básicos da saúde do trabalhador, verificar a relação da saúde do trabalhador com a vigilância em saúde e conhecer ações de promoção da saúde do trabalhador.

Pressupostos básicos da saúde do trabalhador

A **saúde do trabalhador** é definida como o conjunto de ações de vigilância e assistência visando à promoção, à proteção, à recuperação e à reabilitação da saúde dos trabalhadores submetidos a riscos e agravos oriundos dos processos de trabalho. A Constituição Federal de 1988 definiu em seu artigo 200, inciso II, que compete ao Sistema Único de Saúde (SUS) executar ações de saúde do trabalhador.

Assim, vigilância em saúde do trabalhador compreende uma atuação contínua e sistemática, ao longo do tempo, com o objetivo de detectar, conhecer, pesquisar e analisar os fatores determinantes e condicionantes dos agravos à saúde relacionados aos processos e ambientes de trabalho, em seus aspectos tecnológico, social, organizacional e epidemiológico, com a finalidade de planejar, executar e avaliar intervenções sobre esses aspectos, de forma a eliminá-los ou controlá-los.

Entende-se que o processo saúde-doença do trabalhador tem relação direta com o seu trabalho e não deve ser reduzido a relação com um único fator (doença e um agente específico), mas, sim, uma combinação de fatores (doença e um grupo de fatores de riscos, p. ex., físicos, químicos, biológicos e mecânicos) presentes no ambiente de trabalho.

> **Fique atento**
>
> As Normas Regulamentadoras (NRs) determinam a adoção de medidas de segurança e de medicina do trabalho. Estipuladas pelo Ministério do Trabalho e Emprego, devem ser cumpridas por empresas privadas, públicas e órgãos públicos da administração direta e indireta, bem como pelos órgãos dos poderes legislativo e judiciário que possuam empregados regidos pela Consolidação das Leis do Trabalho (CLT).

Saúde e doença estão condicionadas e determinadas pelas condições de vida das pessoas e são expressas, entre os trabalhadores, também, pelo modo como vivenciam as condições, os processos e os ambientes em que trabalham.

Portanto, a atuação da área de saúde do trabalhador ultrapassa os limites do SUS e deve ser realizada, necessariamente, em conjunto com outras áreas do poder público, com a cooperação da sociedade e dos próprios trabalhadores organizados, pois eles são os que conhecem, de fato, os seus trabalhos e os riscos a que estão submetidos.

Finalidades e objetivos das ações de saúde do trabalhador

Segundo a Constituição Federal, Art. 200, a execução das ações de saúde do trabalhador é competência do SUS devendo este: "executar as ações de vigilância sanitária e epidemiológica, bem como as de saúde do trabalhador"; e "colaborar na proteção do meio ambiente, nele compreendido o do trabalho" (BRASIL, 1988, documento on-line). Assim, o Ministério da Saúde coordena a execução desta política, conforme disposto no inciso V do Art. 16 da Lei nº 8.080/90, alinhando-a às demais políticas existentes e implementando-a em todos os níveis de atenção do SUS (BRASIL, 1990).

Por intermédio da Política Nacional de Saúde do Trabalhador e da Trabalhadora (PNSTT) são definidos os princípios, as diretrizes e as estratégias nas três esferas de gestão do SUS: federal, estadual e municipal. Objetivo desta política é o desenvolvimento de ações de atenção integral à saúde do trabalhador, com ênfase na vigilância, visando à promoção e à proteção da saúde dos trabalhadores, além da redução da morbimortalidade decorrente dos modelos de desenvolvimento e dos processos produtivos.

A PNSTT é dirigida a todos os trabalhadores, independentemente de sua localização (urbana ou rural), de sua forma de inserção no mercado de trabalho (formal ou informal) ou de seu vínculo empregatício (público, privado, assalariado, autônomo, avulso, temporário, cooperativado, aprendiz, estagiário, doméstico, aposentado ou desempregado). Cabe lembrar que se trata de um público-alvo diferente daquele atendido pelo Ministério do Trabalho e Emprego e da Previdência Social, pois se ocupam, apenas, dos trabalhadores formais.

> **Exemplo**
>
> Os trabalhadores compartilham os perfis de adoecimento e morte da população em geral, de acordo com sua idade, gênero, grupo social ou inserção em um grupo específico de risco. Além disso, os trabalhadores podem adoecer ou morrer por causas relacionadas ao trabalho, como consequência da profissão que exercem ou exerceram, ou pelas condições adversas em que seu trabalho é ou foi realizado. Assim, o perfil de adoecimento e morte dos trabalhadores resultará da combinação desses fatores, que podem ser sintetizados em quatro grupos de causas:
> - doenças comuns, aparentemente, sem qualquer relação com o trabalho;
> - doenças comuns (crônico-degenerativas, infecciosas, neoplásicas, traumáticas etc.), eventualmente, modificadas em relação ao aumento da frequência de sua ocorrência ou na precocidade de seu surgimento em trabalhadores, sob determinadas condições de trabalho (p. ex., hipertensão arterial em motoristas de ônibus nas grandes cidades);
> - doenças comuns que têm o espectro de sua causa ampliado ou tornado mais complexo pelo trabalho (p. ex., a perda auditiva induzida pelo ruído ocupacional);
> - agravos à saúde específicos, tipificados pelos acidentes do trabalho e pelas doenças profissionais (p. ex., a silicose e a asbestose).
>
> *Fonte:* Brasil (2001).

Entre os objetivos da PNSTT pode-se citar:

- fortalecer a vigilância em saúde do trabalhador e integrá-la aos demais componentes da vigilância em saúde;
- promover a saúde, ambientes e processos de trabalho saudáveis;
- ampliar o entendimento sobre a saúde do trabalhador como ação transversal, identificando a relação saúde-trabalho em todos os pontos da rede de atenção;
- incluir a categoria trabalho nas análises de situação de saúde e nas ações de promoção da saúde;
- identificar a situação de trabalho dos usuários nas ações e serviços de saúde, como também, considerar o trabalho das pessoas e suas consequências nas intervenções em saúde.

Principais estratégias de implementação da PNSTT:

- análise do perfil produtivo e da situação de saúde dos trabalhadores;
- estruturação da Rede Nacional de Atenção Integral à Saúde do Trabalhador (RENAST) no contexto da rede de atenção à saúde;
- fortalecimento e ampliação da articulação intersetorial;
- estímulo à participação da comunidade, dos trabalhadores e do controle social;
- desenvolvimento e capacitação de recursos humanos;
- apoio ao desenvolvimento de estudos e pesquisas.

A implementação da PNSTT pelo SUS, ocorre pela articulação tanto de ações individuais de assistência e de recuperação dos agravos, quanto de ações coletivas, de promoção, de prevenção, de vigilância dos ambientes, processos e atividades de trabalho, além da intervenção sobre os fatores determinantes da saúde dos trabalhadores.

São executadas, também, ações de planejamento e avaliação com as práticas de saúde, o conhecimento técnico e os saberes dos trabalhadores. Com isso, toda uma rede deve ser constituída a fim de conferir aplicabilidade à PNSTT, desde a atenção primária, transcorrendo pela vigilância em saúde e direcionando-se à assistência e à reabilitação.

Saúde do trabalhador e a vigilância em saúde

A **Vigilância em Saúde do Trabalhador** (Visat) é um dos componentes do sistema nacional de vigilância em saúde. Seu objetivo é promover a saúde e reduzir a morbimortalidade da população trabalhadora, por intermédio da integração de ações que interfiram nos agravos e seus determinantes decorrentes dos modelos de desenvolvimento e processos produtivos.

A atividade da Visat deve estabelecer uma intervenção, bem como negociação de controle e mudanças no processo de trabalho em sua base tecnológica ou de organização do trabalho, o que, potencialmente, poderá eliminar o risco de acidentes e adoecimento relacionados ao trabalho (MACHADO, 2011).

A característica de seu campo de atuação é a relação da saúde com o ambiente e os processos de trabalho apresentados por práticas sanitárias desenvolvidas, juntamente, com a participação dos trabalhadores em todas as suas etapas. Por se tratar de um componente da vigilância em saúde e pretendendo a integralidade do cuidado, a Visat deve inserir-se no processo de construção da rede de atenção à saúde, coordenada pela atenção primária à saúde.

Podem ser citadas entre as características gerais da Visat:

- **O caráter transformador:** a Visat constitui um processo pedagógico que requer a participação dos sujeitos e implica assumir compromisso ético em busca da melhoria dos ambientes e processos de trabalho. Deste modo, a ação de Visat deve propor mudanças e intervenção sobre os fatores determinantes e condicionantes dos problemas de saúde relacionados ao trabalho.
- **A importância das ações de promoção, proteção e prevenção:** partindo do princípio de que os problemas de saúde, decorrentes do trabalho, são potencialmente preveníveis, esta política deve fomentar a substituição de matérias-primas, de tecnologias e de processos organizacionais prejudiciais à saúde por substâncias, produtos e processos menos nocivos. As práticas de intervenção em Visat devem se orientar pela priorização de medidas de controle dos riscos na origem e de proteção coletiva.
- **Interdisciplinaridade:** a abordagem multiprofissional sobre o objeto da vigilância em saúde do trabalhador deve contemplar os saberes técnicos, com a concorrência de diferentes áreas do conhecimento e, fundamentalmente, o saber dos trabalhadores necessários para o desenvolvimento da ação.

- **Pesquisa-intervenção:** o entendimento de que a intervenção, no âmbito da vigilância em saúde do trabalhador, é a provocadora de um processo contínuo, ao longo do tempo, em que a pesquisa é sua parte indissolúvel, subsidiando e aprimorando a própria intervenção.
- **Articulação intrasetorial:** a Visat deve se articular com os demais componentes da vigilância em saúde — vigilância epidemiológica, vigilância sanitária, vigilância em saúde ambiental, promoção da saúde e vigilância da situação de saúde.
- **Articulação intersetorial:** deve ser compreendida como o exercício da transversalidade entre as políticas de saúde do trabalhador e outras políticas setoriais, como previdência, trabalho e meio ambiente e as relativas ao desenvolvimento econômico e social, nos âmbitos federal, estadual e municipal.
- **Pluri-institucionalidade:** articulação com formação de redes e sistemas na área da vigilância em saúde, com as universidades, centros de pesquisa e demais instituições públicas com responsabilidade na esfera da saúde do trabalhador, do consumo e do ambiente.

No campo de atuação, a Visat, se distingue da vigilância em saúde por delimitar o seu objeto de investigação e intervenção na relação do processo de trabalho com a saúde (MACHADO, 1997). Deste modo, ela é estruturante e fundamental ao modelo de atenção integral em saúde do trabalhador, pois compreende uma atuação contínua e sistemática, ao longo do tempo, no sentido de detectar, conhecer, pesquisar e analisar os fatores determinantes, como também, condicionantes dos agravos à saúde relacionados aos processos e ambientes de trabalho, em seus aspectos tecnológico, social, organizacional e epidemiológico. Tem a finalidade de planejar, executar e avaliar as intervenções sobre esses aspectos, de forma a eliminá-los ou controlá-los.

Entre os objetivos da Visat, segundo as diretrizes de implantação da vigilância em saúde do trabalhador no SUS, podem ser citados:

- identificar o perfil de saúde da população trabalhadora, considerando a análise da situação de saúde;
- a caracterização do território, perfil social, econômico e ambiental da população trabalhadora;
- intervir nos fatores determinantes dos riscos e agravos à saúde da população trabalhadora, visando a eliminá-los ou, na sua impossibilidade, atenuá-los e controlá-los;

- avaliar o impacto das medidas adotadas para a eliminação, controle e atenuação dos fatores determinantes dos riscos e agravos à saúde, para subsidiar a tomada de decisões das instâncias do SUS e dos órgãos competentes, nas três esferas de governo;
- utilizar os diversos sistemas de informação para a Visat.

> **Saiba mais**
>
> A seguir, algumas atribuições da Visat:
> - estabelecer processos de informação, intervenção e regulação relacionados à saúde do trabalhador;
> - realizar levantamentos, monitoramentos de riscos à saúde dos trabalhadores e de populações expostas, acompanhamento e registro de casos, inquéritos epidemiológicos e estudos da situação de saúde, a partir dos territórios;
> - articular com as diversas instâncias da vigilância em saúde, atenção primária e os demais componentes da rede assistencial;
> - promover articulação com instituições e entidades das áreas de saúde, trabalho, meio ambiente, previdência e outras afins, no sentido de garantir maior eficiência das ações de vigilância em saúde do trabalhador;
> - realizar apoio institucional e matricial as instâncias envolvidas no processo de vigilância em saúde do trabalhador no SUS;
> - efetivar inspeções sanitárias nos ambientes de trabalho, com objetivo de buscar a promoção e a proteção da saúde dos trabalhadores;
> - sistematizar e difundir as informações produzidas;
> - promover ações de formação continuada para os técnicos e trabalhadores envolvidos nas ações de vigilância em saúde do trabalhador.

Assim, a implantação de ações da Visat se baseia na possibilidade de serem estabelecidas articulações entre os setores executores do SUS. Apresenta como característica a conexão com instituições além do sistema de saúde, com a configuração de redes intersetoriais a partir de distintos polos institucionais e organizativos, de acordo com o objeto da ação priorizado. Logo, pode-se observar a transversalidade das ações com a responsabilidade múltipla das esferas sociais envolvidas.

Internamente ao SUS, as redes são tecidas desde as ações da atenção primária, da vigilância epidemiológica, ambiental ou sanitária e coordenadas pelas instâncias de saúde do trabalhador. Se organizam com a intenção de promover a saúde dos trabalhadores em consonância com os interlocutores, segundo a natureza da questão em foco.

Deste modo, é possível perceber que a ação da Visat é múltipla e articula o acolhimento de queixas, o atendimento clínico, a análise epidemiológica e das situações de risco, a busca de alternativas sociais e tecnológicas, intervenções regulatórias, além dos processos de apoio social que são identificados e implementados, de forma continuada porque a rede constituída promove uma durabilidade ao processo.

> **Link**
>
> Você pode conferir um artigo que traz uma discussão sobre a vigilância em saúde do trabalhador ser uma ação em saúde motivada pelo conhecimento dos próprios trabalhadores. Disponível em:
>
> https://goo.gl/SuYMk1

Promoção da saúde do trabalhador

No contexto da saúde do trabalhador, é relevante entender que saúde e a doença são processos dinâmicos, intimamente interligados, com modos de desenvolvimento produtivo da humanidade, em determinado momento histórico. Deve-se considerar os diversos riscos ambientais e organizacionais aos quais os trabalhadores estão expostos. Entre outros motivos, é justificada a necessidade de ações de saúde do trabalhador serem incluídas, formalmente, na agenda de atenção à saúde do adulto e do idoso.

No Brasil, a atenção à saúde do trabalhador vem ganhando destaque desde a reforma constitucional de 1988, na qual foram definidos os direitos à cidadania, à saúde e ao trabalho, em um momento político de transição democrática que confirmou o papel do Estado como responsável por condições dignas de saúde para os trabalhadores e para a população em geral.

A Lei Orgânica de saúde, que se constituiu como a referência do SUS, não veio como uma iniciativa governamental, mas como um reflexo das lutas por uma reforma sanitária. Tiveram como marcos a VIII conferência nacional de saúde e a I conferência nacional de saúde do trabalhador.

Esta Lei não só definiu os princípios e objetivos do SUS, a descentralização, a universalidade, a integralidade e a hierarquização dos serviços, mas também, contemplou, decisivamente, a questão da saúde do trabalhador, conceituando-a como (BRASIL, 1990, documento on-line):

> [...] um conjunto de atividades que se destina, através das ações de vigilância epidemiológica e vigilância sanitária, à promoção e proteção da saúde dos trabalhadores, assim como visa à recuperação e reabilitação dos trabalhadores submetidos aos riscos e agravos advindos das condições de trabalho.

Ainda, segundo a Lei Orgânica da saúde, são ações da área da saúde do trabalhador:

- assistência ao trabalhador vítima de acidente de trabalho ou portador de doença profissional e do trabalho;
- participação, no âmbito de competência do SUS, em estudos, pesquisas, avaliação e controle dos riscos e agravos potenciais à saúde existentes no processo de trabalho;
- participação, no âmbito de competência do SUS, da normatização, fiscalização e controle das condições de produção, extração, armazenamento, transporte, distribuição e manuseio de substâncias, produtos, máquinas e equipamentos que apresentem riscos à saúde do trabalhador;
- avaliação do impacto que as tecnologias provocam à saúde;
- informação ao trabalhador, à sua respectiva entidade sindical e às empresas sobre os riscos de um acidente do trabalho, doença profissional e do trabalho, bem como os resultados de fiscalizações, avaliações ambientais e exames de saúde, de admissão e de demissão, respeitados os preceitos da ética profissional;
- participação na normatização, fiscalização e controle dos serviços de saúde do trabalhador nas instituições e empresas públicas e privadas;
- revisão periódica da listagem oficial de doenças originadas no processo de trabalho, tendo na sua elaboração a colaboração de entidades sindicais;
- garantia ao sindicato dos trabalhadores de requerer ao órgão competente a interdição de máquina, de setor de serviço ou de todo o ambiente de trabalho, quando houver exposição a risco iminente para a vida ou saúde dos trabalhadores.

Como os trabalhadores são os maiores interessados nas ações de saúde, é recomendado que sejam inseridos no processo de discussão das estratégias de ação. Isto resulta em maior efetividade das ações de promoção da saúde, além disso, a interdisciplinaridade deve ser preconizada, uma vez que o campo da saúde do trabalhador é constituído por uma diversidade de saberes, advindos de diversas áreas do conhecimento.

No cenário da prevenção dos acidentes de trabalho, as NRs relativas à segurança e medicina do trabalho, que são de observância obrigatória pelas empresas privadas, públicas e pelos órgãos públicos da administração direta, indireta, poderes legislativo e judiciário que possuam empregados regidos pela Consolidação das Leis do Trabalho (CLT), são de grande relevância. Elas são ferramentas importantes em consonância com as estratégias de promoção da saúde e prevenção de doenças. De acordo, com tais normas, é obrigatório a manutenção dos Serviços Especializados em Engenharia de Segurança e em Medicina do Trabalho (SESMT), cuja finalidade é promover a saúde e proteger a integridade do trabalhador no local de trabalho.

Entre as competências dos profissionais integrantes dos SESMT estão:

- a aplicação dos conhecimentos de engenharia de segurança e medicina do trabalho ao ambiente de trabalho e a todos os seus componentes;
- promoção da realização de atividades de conscientização, educação e orientação dos trabalhadores para a prevenção de acidentes do trabalho e doenças ocupacionais, tanto por meio de campanhas, quanto de programas de duração permanente;
- esclarecimento e conscientização dos empregadores sobre acidentes do trabalho e doenças ocupacionais, estimulando-os a favor da prevenção.

Os SESMT deverão manter entrosamento permanente com a Comissão Interna de Prevenção de Acidentes (CIPA), utilizando-se dela como agente multiplicador, estudando as suas observações e solicitações, para propor soluções corretivas e preventivas. Assim, o objetivo da CIPA é a prevenção de acidentes e doenças decorrentes do trabalho, de modo a tornar, permanentemente, compatível o trabalho com a preservação da vida e a promoção da saúde do trabalhador.

São atribuições da CIPA:

- identificação dos riscos do processo de trabalho e elaboração do mapa de riscos;
- elaboração de um plano de trabalho que possibilite a ação preventiva na solução de problemas de segurança e saúde no trabalho;
- participação da implementação e do controle da qualidade das medidas de prevenção necessárias, bem como da avaliação das prioridades de ação nos locais de trabalho;
- divulgação de informações relativas à segurança e saúde no trabalho;
- avaliação dos impactos de alterações no ambiente e processo de trabalho relacionados à segurança e saúde dos trabalhadores;
- análise das causas das doenças e acidentes de trabalho, além da proposição de medidas para solução dos problemas identificados;
- promoção anual da Semana Interna de Prevenção de Acidentes do Trabalho (Sipat).

Além do SESMT e da CIPA, os empregadores necessitam elaborar e implementar os Programas de Controle Médico de Saúde Ocupacional (PCMSO) e Programa de Prevenção de Riscos Ambientais (PPRA).

O objetivo do PCMSO é a promoção e preservação da saúde do conjunto dos seus trabalhadores. O programa será planejado e implantado com base nos riscos à saúde dos trabalhadores e incluirá, entre outros, a realização obrigatória dos exames médicos (admissional, periódico, de retorno ao trabalho, de mudança de função e demissional). Enquanto que o PPRA visa à preservação da saúde e da integridade dos trabalhadores, por meio da antecipação, reconhecimento, avaliação e, consequente, controle da ocorrência de riscos ambientais existentes ou que venham a existir no ambiente de trabalho, levando em consideração a proteção do meio ambiente e dos recursos naturais.

Diante do que foi apresentado, é possível perceber o quanto a área de saúde do trabalhador é ampla, além disso, envolve várias instâncias do governo, cada uma com sua função, porém, todas complementares. Portanto, ressalta-se a importância de se adotar medidas para eliminação, minimização ou controle dos riscos ambientais com a finalidade promover a saúde e previnir os riscos e doenças do trabalho.

Link

A saúde ocupacional é uma estratégia importante, não somente para garantir a saúde dos trabalhadores, mas também para contribuir, positivamente, para a produtividade, qualidade dos produtos, motivação e satisfação do trabalho além de, consequentemente, melhorar a qualidade de vida dos indivíduos e da sociedade, de forma geral. Leia mais sobre esta temática no site da Organização Pan-Americana da Saúde, no link a seguir.

https://goo.gl/7EduW1

Exercícios

1. A Constituição Federal de 1988 definiu em seu artigo 200, inciso II, que compete ao Sistema Único de Saúde (SUS) executar ações na área de saúde do trabalhador. Neste contexto, assinale a alternativa que completa a afirmativa abaixo: A saúde do trabalhador é definida como _____

a) o conjunto de ações de vigilância e assistência que visa à promoção, proteção, recuperação e reabilitação da saúde dos trabalhadores submetidos a riscos e agravos oriundos dos processos de trabalho.

b) o conjunto de ações de vigilância e assistência que visa à proteção, recuperação e reabilitação da saúde dos trabalhadores submetidos a agravos oriundos dos processos de trabalho.

c) o conjunto de ações de vigilância e assistência que visa à recuperação e à reabilitação da saúde dos trabalhadores submetidos a riscos e agravos oriundos dos processos de trabalho.

d) o conjunto de ações de assistência que visa à promoção, proteção, recuperação e reabilitação da saúde dos trabalhadores submetidos a riscos oriundos dos processos de trabalho.

e) o conjunto de ações de vigilância que visa à promoção, proteção, recuperação e reabilitação da saúde dos trabalhadores submetidos a riscos oriundos dos processos de trabalho.

2. Por intermédio da Política Nacional de Saúde do Trabalhador e da Trabalhadora (PNSTT) são definidos os princípios, as diretrizes e as estratégias nas três esferas de gestão do SUS: federal, estadual e municipal. Neste contexto, assinale a alternativa que completa corretamente a afirmativa abaixo:

O objetivo da PNSTT é o desenvolvimento de ações de atenção integral à saúde do trabalhador, com ênfase na vigilância _____

a) visando à promoção, proteção da saúde dos trabalhadores e redução da morbimortalidade decorrentes dos modelos de desenvolvimento e dos processos produtivos.
b) visando à proteção da saúde dos trabalhadores e redução da morbimortalidade decorrentes dos modelos de desenvolvimento e dos processos produtivos.
c) visando à proteção da saúde dos trabalhadores e redução da mortalidade decorrentes dos modelos de desenvolvimento e dos processos produtivos.
d) visando à promoção, proteção da saúde dos trabalhadores e redução do adoecimento decorrentes dos modelos de desenvolvimento e dos processos produtivos.
e) visando à promoção, proteção da saúde dos trabalhadores e redução das lesões ocupacionais decorrentes dos modelos de desenvolvimento e dos processos produtivos.

3. A vigilância em saúde do trabalhador (VISAT) enquanto campo de atuação, se distingue da vigilância em saúde por delimitar o seu objeto de investigação e intervenção na interação do processo de trabalho com a saúde. Neste contexto, assinale a alternativa correta com relação a VISAT:

a) É estruturante e fundamental ao modelo de atenção integral em saúde do trabalhador.
b) É componente secundário do modelo de atenção integral em saúde do trabalhador.
c) É estruturante e fundamental ao modelo de atenção básica à saúde do trabalhador.
d) É componente fundamental ao modelo de atenção secundária à saúde do trabalhador.
e) É componente fundamental ao modelo de atenção terciária à saúde do trabalhador.

4. A saúde ocupacional é uma estratégia importante, não somente para garantir a saúde dos trabalhadores, mas também para contribuir, positivamente, com a produtividade, qualidade dos produtos, motivação e satisfação do trabalhador. Assinale a alternativa correta:

a) As Normas Regulamentadoras (RNs) relativas à segurança e medicina do trabalho são de observância obrigatória pelas empresas privadas, públicas e pelos órgãos públicos da administração direta, indireta, além dos poderes legislativo e judiciário que possuam empregados regidos pela consolidação das leis do trabalho.
b) As Normas Regulamentadoras (RNs) relativas à segurança e medicina do trabalho são de observância obrigatória pelas empresas privadas, porém, facultativas nas empresas públicas e pelos órgãos públicos da administração direta, indireta, além dos poderes legislativo

e judiciário que possuam empregados regidos pela consolidação das leis do trabalho.
c) As Normas Regulamentadoras (RNs) relativas à segurança e medicina do trabalho são de observância facultativa pelas empresas privadas, públicas e pelos órgãos públicos da administração direta, indireta, além dos poderes legislativo e judiciário que possuam empregados regidos pela consolidação das leis do trabalho.
d) As Normas Regulamentadoras (RNs) relativas à segurança e medicina do trabalho são de observância relativa pelas empresas privadas, públicas e pelos órgãos públicos da administração direta, indireta, além dos poderes legislativo e judiciário que possuam empregados regidos pela consolidação das leis do trabalho.
e) As Normas Regulamentadoras (RNs) relativas à segurança e medicina do trabalho são de observância obrigatória pelas empresas públicas e pelos órgãos públicos da administração direta, indireta, além dos poderes legislativo e judiciário que possuam empregados concursados.

5. O Serviço Especializado de Engenharia de Segurança do Trabalho (SESMT) deverá manter entrosamento permanente com a Comissão Interna de Prevenção de Acidentes (CIPA), utilizando-se dela como agente multiplicador, estudando as suas observações e solicitações, propondo soluções corretivas e preventivas.

Assim, o objetivo da CIPA é:
a) a prevenção de acidentes e doenças decorrentes do trabalho, de modo a tornar, permanentemente, compatível o trabalho com a preservação da vida e a promoção da saúde do trabalhador.
b) a prevenção de acidentes e doenças que podem se agravar devido ao trabalho, de modo a tornar, permanentemente, compatível o trabalho com a preservação da vida e a promoção da saúde do trabalhador.
c) a prevenção de acidentes e doenças decorrentes do trabalho, de modo a tornar, permanentemente, compatível o trabalho com a preservação da vida e a reabilitação da saúde do trabalhador.
d) registrar os acidentes e doenças decorrentes do trabalho, de modo a tornar, permanentemente, compatível o trabalho com a preservação da vida e a promoção da saúde do trabalhador.
e) a vigilância dos acidentes e doenças decorrentes do trabalho, de modo a tornar, permanentemente, compatível o trabalho com a preservação da vida e a promoção da saúde do trabalhador.

Referências

BRASIL. Constituição (1988). *Constituição da República Federativa do Brasil*. Brasília, DF, 1988. Disponível em: <http://www.planalto.gov.br/ccivil_03/Constituicao/Constituicao.htm>. Acesso em: 24 nov. 2018.

BRASIL. *Lei nº 8.080, de 19 de setembro de 1990*. Dispõe sobre as condições para a promoção, proteção e recuperação da saúde, a organização e o funcionamento dos serviços correspondentes e dá outras providências. Brasília, DF, 1990. Disponível em: <http://www.planalto.gov.br/ccivil_03/leis/L8080.htm>. A cesso em: 24 nov. 2018.

BRASIL. Ministério da Saúde do Brasil. Organização Pan-Americana da Saúde no Brasil. *Doenças relacionadas ao trabalho:* manual de procedimentos para os serviços de saúde. Brasília, DF: Ministério da Saúde, 2001.

MACHADO, J. M. H. Processo de vigilância em saúde do trabalhador. *Cadernos de Saúde Pública*, v. 13, n. 2, p. 33-45, 1997.

MACHADO, J. M. H. Perspectivas e pressupostos da vigilância em saúde do trabalhador no Brasil. In: GOMEZ, C. M.; MACHADO, J. M. H.; PENA, P. G. L. (Org.). *Saúde do trabalhador na sociedade brasileira contemporânea*. Rio de Janeiro: Fiocruz, 2011.

Leituras recomendadas

BRASIL. Ministério da Saúde. *Portaria Nº 1.378, de 9 de julho de 2013*. Regulamenta as responsabilidades e define diretrizes para execução e financiamento das ações de Vigilância em Saúde pela União, Estados, Distrito Federal e Municípios, relativos ao Sistema Nacional de Vigilância em Saúde e Sistema Nacional de Vigilância Sanitária. Brasília, DF, 2013. Disponível em: <http://bvsms.saude.gov.br/bvs/saudelegis/gm/2013/prt1378_09_07_2013.html>. Acesso em: 24 nov. 2018.

MACHADO, J. M. H.; PORTO, M. F. S. Promoção da saúde e intersetorialidade: a experiência da vigilância em saúde do trabalhador na construção de redes. *Epidemiologia e Serviços da Saúde*, v. 12, n. 3, p. 121-130, 2003. Disponível em: <http://iah.iec.pa.gov.br/iah/fulltext/pc/portal/ess/v12n3/pdf/v12n3a02.pdf > Aceso em: 24 nov. 2018.

MINAYO-GOMEZ, C. Produção de conhecimento e intersetorialidade em prol das condições de vida e de saúde dos trabalhadores do setor sucroalcooleiro. *Ciências e Saúde Coletiva*, v. 16, n. 8, p. 3361-3368, 2011. Disponível em: <http://www.scielo.br/pdf/csc/v16n8/a02v16n8.pdf>. Acesso em: 24 nov. 2018.

VASCONCELLOS, L. C. F.; GOMEZ, C. M.; MACHADO, J. M. H. Entre o definido e o por fazer na Vigilância em Saúde do Trabalhador. *Ciência & Saúde Coletiva*, v. 19, n. 12, p. 4617-4626, 2014. Disponível em: <http://www.scielo.br/pdf/csc/v19n12/pt_1413-8123-csc-19-12-04617.pdf>. Acesso em: 20 nov. 2016.